近代名医珍本医书重刊大系

（第三辑）

临证心得

朱卓夫　著

陈瑞芬　点校

U0244829

天津出版传媒集团

天津科学技术出版社

图书在版编目（CIP）数据

临证心得 / 朱卓夫著；陈瑞芬点校. -- 天津：天
津科学技术出版社，2024.4

（近代名医珍本医书重刊大系. 第三辑）

ISBN 978-7-5742-1970-0

Ⅰ. ①临… Ⅱ. ①朱… ②陈… Ⅲ. ①中医学—临床
医学—经验—中国—现代 Ⅳ. ①R249.7

中国国家版本馆CIP数据核字（2024）第072696号

临证心得

LINZHENGXINDE

责任编辑：刘　鸫　梁　旭

责任印制：兰　毅

出　　版：天津出版传媒集团
　　　　　　天津科学技术出版社

地　　址：天津市西康路35号

邮　　编：300051

电　　话：（022）23332392（发行科）23332377（编辑部）

网　　址：www.tjkjcbs.com.cn

发　　行：新华书店经销

印　　刷：河北环京美印刷有限公司

开本 880×1230　1/32　印张4.5　字数73 000

2024年4月第1版第1次印刷

定价：48.00元

近代名医珍本医书重刊大系第三辑专家组

读名家经典
悟中医之道

扫描本书二维码，获取以下**正版专属资源**

本书音频　畅享听书乐趣，让阅读更高效

走近名医　学习名家医案，提升中医思维

方剂歌诀　牢记常用歌诀，领悟方剂智慧

- **读书记录册**
  记录学习心得与体会

- **读者交流群**
  与书友探讨中医话题

- **中医参考书**
  一步步精进中医技能

扫码添加智能阅读向导
帮你找到学习中医的好方法！

推荐文

中医药是我国劳动人民在长期防治疾病的实践中创造的独具特色的医学瑰宝，千百年来为中华民族的繁衍昌盛做出了不可磨灭的贡献。作为新时代的中医药人，弘扬中医文化，传承国药精粹，使其更好地造福于民，是我们的神圣职责和义务。

当前，中医药的发展正处在能力提升关键期，国际社会对中医药的关注度也在日益提升。近年来，党和国家领导人非常重视发挥中医药在对外交流合作中的独特作用，并对新时期中医工作做出重要指示：一是全新、明确地界定了中医药学在中华文化复兴新时期的关键地位，是"打开中华文明宝库的钥匙"；二是指出了深入研究和科学总结中医药学的积极意义，即"丰富世界医学事业、推进生命科学研究"；三是揭示了中医药学在国际文化交流与合作中的重要作用，即"开启一扇了解中国文化新的窗口，为加强各国人民心灵沟通、增进传统友好搭起一座新的桥梁"。

天津科学技术出版社有限公司和北京文峰天下图书有限公司共同打造的"近代名医珍本医书重刊大系"第三辑包含了19世纪多位中医名家代表作，如《俞介庵经验集》《临证心得》《蒲园医案》《柳选四家医案评校》《岭南儿科双璧》《鲟溪医论选研究》等。像俞介庵、朱卓夫、赖良蒲、程康圃、杨鹤龄、王聘贤等医家的代表作也囊括其中。

这些医家对中医发展、中医学术研究具有独特见地。时至今日，他们的学术思想和医案对临床及各类医学问题的研究仍具有重要参考和启迪作用。现将他们的经典医案和医论汇集整理重新出版，以为读者提供一份难得的了解、研究、继承中医的宝贵资料。

此系列丛书的出版，不仅具有示范意义，对全国中医药学术传承发展，也将起到积极的推动作用。且该丛书的点校与出版，并非单纯的医史研究，也非单纯的文献整理点校，而是有着很专业的实用价值，在阅读过程中，可以与这些医家的思想碰撞，产生火花。欣慰之余，愿为之推荐。

名老中医药专家学术经验继承工作指导老师

李佃贵

2023年1月16日

序　言

"近代名医珍本医书重刊大系"具有包含医家更多，选取品种更全、更具代表性，梳理更细致，点校者权威等特点。在第一、二辑的基础上，第三辑继续扩充19世纪中医名家代表作，共计22个品种，不仅包括《俞介庵经验集》《临证心得》《蒲园医案》《柳选四家医案评校》《岭南儿科双璧》《鲟溪医论选研究》等作品，而且还包含了俞介庵、朱卓夫、赖良蒲、程康圃、杨鹤龄、王聘贤等医家的代表作。

这次点校着重以中医传统理论结合著者学术经验予以诠解，汇辑各家注解，但不为古人注释所囿，联系所论的因、证、治疗等加以阐论和分析，凭证论治，论证用药。这套书深挖中华医藏，系统梳理19世纪中医名家代表作，可以为中医研究者提供坚实的文献研究基础，承前启后，为复兴中医药文化、提升中医药社会地位提供理论基础。也进一步贯彻了新时期中医工作重要指示精神：全新、明确地界定了中医药学在中华文化复兴新时期的关键地位，是"打开中华文明宝库的钥匙"。

"近代名医珍本医书重刊大系"是目前最系统地甄

选19世纪中医名家代表作的系列丛书，特聘国医大师李佃贵指导，并邀请当今的中医名家、青年临床医师加入，进行严谨的点校重刊，旨在为研究中医药知识提供理论基础，传承发展祖国中医药文化。

全景脉学创始人

2023年2月11日

内容提要

　　《温热论》是清代名医叶天士口传心授经验作品，在临床实用上有指导性作用，是温热学说中一部珍贵文献。

　　编者数十年来致力于温热病的研究，根据多年治疗经验和研究心得，以叶天士温热论为基础，汇集各家注解，复采录近贤及各医院和编者本人医案，编成本书，以证明叶氏学说的实用价值，贯彻百家争鸣、理论联系实际和中西医结合的精神。

　　编后赘言一章，论述温热学说上一些主要问题，更可供读者做全面的认识和研究，所以本书对西医学习中医，中医带徒，以及进一步研究祖国医学温热学说的广大中医是有很大参考价值的。

目　录

自 序

　　先君子身患虚劳痼疾，偃卧床笫者逾五年。远近名医，延访殆遍，而终莫能起；非病之不治，乃治之不得当也。予悲痛之余深感学医之重要，遂于二十余岁时弃儒就医。卒业后，就诊者甚多。但其时正当国民党反动统治，歧视中医，余无意着述，故数十年临床经验及所治之疑难病症，均未曾记录。

　　新中国成立后，以中国共产党和人民政府重视中医学术，乃于诊务之暇，勤搜古籍，博览群书，爰采诸家之长，并将平日所治愈之病及行之有效之方，辄草而记之，积久成帙，颜曰："临证心得"。惟是辑，证治悉遵古训，方药俱经试验，绝无臆说浮词，而有得心应手之效。原无意以付梓，只作临时参考之资。今夏，我院党支部促余响应政府发扬祖国医学之号召，将原稿付印，惟恐千虑一失，希同道高明，不吝指教，补其不逮，则幸甚感甚。

　　　　　　　　　朱卓夫 自识于湘潭市立中医院
　　　　　　　　　公元 一九六四年十月

时疫痉症

痉的记载，早见于内经。经云："诸暴强直，皆属于风"。故中医称为肝风。但痉病范围很广，而病因亦复杂，如太阳过汗致痉，风病误下致痉，产后亡血致痉，跌仆损伤致痉等。盖痉，风强病也。因太阳经脉夹督脉上行同络于脑，故以头项强直为主征、是病脊强而厥。惟本病之原因与各种痉症有所不同，本病系由传染而得，多由口鼻感受风温之邪，侵袭脑部而发。

叶香岩云："温邪上受，首先犯肺逆传心包"。由此可知，本病是纯热无寒之传染性痉病也。在临床上观察，本病以小儿染之为最多。由于小儿体质薄弱，脏腑娇嫩，神气短怯，不耐高烧，每多致痉。明喻嘉言对小儿言之详矣。谓小儿肌肉筋骨脏腑血脉俱未充长，阴则不足，阳则有余，故易生热，热盛则生风、生痰、生惊，势所必然。

须知此病纯系温邪为害，与伤寒分为两途，若不明受病之原，汤药乱投，则贻误匪浅。总之，本病系属温疫范畴，能治温疫，对本病的治法则思过半矣。

对本病之确证，以后脑痛、项强、病者之头不能向前俯，两眼瞳孔不一，抓其手心，恒无痒感，发热口渴，有此教症，即为本病的特征。本病的治疗原则，以清热解毒养阴为主，再根据人的体质和病的轻重表里进行辨证治疗。

如初起发热或微恶塞，后脑痛，颈项强，四肢痠困，食欲不振，夜寐烦躁，口微渴，舌苔薄白带干，脉象浮数，见此症状须当注意，切忌辛温以发表，只宜辛凉以透邪，麻杏石甘汤加葛根主之（麻黄钱半、杏仁三钱、生石膏八钱、葛根四钱、甘草一钱）。

加减蒌蕤汤亦主之（葳蕤八钱、白薇二钱、葛根四钱、杏仁三钱、麻黄钱半、生石膏八钱、蝉蜕一钱、僵虫二钱、甘草钱半、青木香钱半）。历年来，余常用此二方治温病初起热邪尚未纯入于里者，投之应手取效。

若头痛增剧、颈项强直、高烧汗出、口渴引饮、手足瘈疭、两腿屈伸不便、烦躁不宁、神识不清、大便结燥，或兼呕吐，舌苔黄燥，舌头红赤者，宜清热镇肝熄风为主，升降散加钩藤主之（锦纹四钱、僵蚕、蝉蜕钱半、姜黄一钱、钩藤三钱、水煎加蜜糖五钱、黄酒五盏对服）。

张氏镇风汤加石膏亦主之（钩藤三钱、牛角三钱、龙胆草二钱、青黛二钱、贝母三钱、生石膏一两、赭石五钱、茯神三钱、僵蚕二钱、荷叶一钱、朱砂二分研细泡服）。

附案：黄氏之孩，男，年四岁，住湘潭市大墨巷，猝患高烧，神识昏迷、手舞足蹈，状类惊风。延余诊视，察其脉搏滑疾，面若涂朱，舌苔黄色，其症不可名状，但知属温病发痉也。以祛风辟邪、清热解毒为治，用升降散加钩藤主之，翌晨而减，两日即瘥。

如高烧神识昏迷，手足抽搐，两目呆视，角弓反张，口噤失溲，唇焦齿燥，两膝屈伸不便，脉数无伦，治宜泻热解毒镇痉为主，清营汤加减（玄参四钱、牛角四钱、生地五钱、天竺黄三钱、麦冬四钱、黄连一钱、银花三钱、连翘三钱、僵蚕二钱、全蝎梢盐水炒一钱、朱砂八分泡服、生铁锈磨水澄清，煎），兼吞安宫牛黄丸（每用一粒，分作三次服）。

附案：回忆二十年前，农村陈姓之子，年仅四岁、猝患惊风、四肢抽搐、颈项强直、两目上视、余投以张氏镇风汤三服，抽搐即止，服加味清营汤、兼吞安宫牛黄丸三剂，遂得转危为安。

又有后遗症，往往意识不明，痉挛抽搐、半身不遂，甚至聋哑，此等症状发现者，多在一月以外，或数月之后，治宜见证论治，不必坚持寒凉，拘忌温补，但余热未清，须当审恒也。

附案： 王姓之子，年七岁，本市人。患疫痉，住院坐载，历治不愈，后遗有半身不遂，间时抽搐，邀余诊治，余按脉象弦钿，重按不应指，颜面苍白，拟用张锡纯之逐风汤（生黄芪四钱、当归三钱、羌活钱半、独活钱半、全蝎一钱、全蜈蚣大者一条）。数剂逐渐向愈。

附预防方：

一、紫金锭一粒，磨浓醋涂鼻孔。

二、淡婆婆根一两、生绿豆一两、甘草三钱共煎水服。

吐泻

吐泻症多发于夏、秋两季，顷刻间呕吐泄泻而腹痛，但也有慢性吐泻者，在临床上观察，较之于急性者为数要少。

发生吐泻症的原因很多：如传染性吐泻，多由消化道传染病所引起的；也有中毒性吐泻，服有毒性的药品，如腐蚀性的酸类及汞砒、挥发油、酒精等可以引起吐泻症；食物中毒也有呕吐、腹泻的症状；过食油腻辛辣及食生冷硬物均可引起吐泻；外如气候因素（或暑热，或寒凉）也可引起呕吐、泄泻。此外尚有许多因素引起呕吐腹泻未及叙述。此单就夏、秋两季气候，饮食传染所致的吐泻症而言之。但应与真性霍乱加以鉴别，真性霍乱吐泻之物如米泔水，且先泻而后吐，有心烦而不腹痛。

按吐泻症多发于夏、秋者，以太阴湿土之内应于脾，中满吐泻，多中焦湿邪为病，又吐泻主要是湿热损伤脾胃所致。因夏月湿热之气上腾，烈日之暑下烁，人在气交之中受其蒸淫，由口鼻皮肤而入，留而不去则成湿热暑疫呕泻诸病。苟其人真阳素馁，土不胜湿，或饮食贪凉太过而成吐泻者亦有之。

观吐泻以热症为多，但也有素因体气虚寒而以寒症出现者。辨明寒热是治疗的关键，特别是热伏于内、形寒于外的阳极似阴症，易被误认为寒症，须根据全身症状详加审辨，方少贻误，凡吐泻之物酸秽恶臭，肛门炽热者为热。其吐泻清冷，完谷不化、肛门不热者为寒。

又口渴，小便短，虽寒症热症所共有，但热症必狂饮而喜冷，小便短而赤，甚或涩痛。寒症虽有口渴，饮亦不多，或喜热钦，小便虽短，但清而不赤。又如呕吐泄泻，每易引起循环障碍，而出现四肢厥冷，但热厥多冷不过肘、膝，外呈心烦躁乱不欲近衣。寒厥足膝以上冷，多见屈身倦怠，而欲加衣。热厥则厥前多有热症，寒厥则厥前必为寒症。

治疗主要是制止吐泻。制止吐泻之法，原则上以调理肠胃，分利小便为主。热症实症则宜清热解暑，驱秽去湿；寒症虚症则宜温中补虚，滑泻不止，宜收敛固涩。如久泻伤阴又须补肾。总之必须辨证施治。

暑湿夹杂因湿热熏蒸感受其气，以致清浊相干，乱于肠胃而为吐泻症。见口渴、心烦、舌苔黄腻、吐出酸秽、泻下恶臭。治宜清热利湿，桂苓甘露饮加藿香主之（桂枝五钱、白术五钱、猪苓五钱、茯苓一两、泽泻一两、寒水石一两、石膏一两、炙甘草二两、滑石二两、藿香五钱 共研细末，每服三钱，温水调服）。黄连香薷饮加木瓜亦主之（黄连二钱、陈香薷三钱、厚朴三钱、扁豆四钱、木瓜四钱）。

有热重于湿者，症见身热自汗、心烦躁扰，口渴引饮，脉象洪数，宜清热为主，葛根黄芩黄连汤合四苓散加滑石主之（葛根六钱、黄连二钱、黄芩三钱、云苓四钱、漂术四钱、猪苓三钱、泽泻三钱、滑石八钱、炙甘草二钱 水煎服）。蚕矢汤亦主之（蚕沙五钱、生苡仁五钱、大豆黄卷四钱、木瓜四钱、黄连二钱、半夏二钱、黄芩二钱、通草一钱、焦栀二钱、吴萸一钱 地浆水煎服）。

有湿重于热者，症见身热肢酸、舌苔黏腻、腹满吐泻、恶食不甚思饮，治以利湿为主，宜胃苓汤（云苓五钱、焦术四钱、桂枝三钱、猪苓三钱、泽泻三钱、苍术三钱、厚朴三钱、广皮钱半、炙甘草二钱 水煎服）。

加味五苓散（云苓四钱、漂术四钱、猪苓三钱、泽泻三钱、桂枝三钱、藿香三钱、木瓜四钱、砂仁二钱、生姜三钱、大枣四枚、灯芯十茎）。

有属寒湿者，症见四肢困重、骨节疼痛、小便清长、手足厥冷、腹痛喜温、甚则恶寒、脉象沉迟、舌苔滑润，宜加味理中汤主之（人参一钱、北姜三钱、白术四钱、炙甘草二钱、砂仁二钱、茯苓四钱）。

又有外感风寒，内伤饮食者，症见憎寒壮热、头痛呕吐泻泄、胸膈满闷、咳嗽等象，宜藿香正气散加减主之（藿香三钱、白术四钱、白芷三钱、紫苏三钱、大腹皮二钱、茯苓四钱、半夏三钱、陈皮二钱、厚朴三钱、炙甘草钱半、砂仁二钱、生姜三片，大枣三枚）。

保和丸亦主之（山楂三钱、神曲三钱、云苓四钱、半夏三钱、广皮二钱、莱菔子炒三钱、连翘三钱、麦芽三钱）。

慢性吐泻症，在临床上一般所见属虚证居多，症见精神倦怠，中气虚乏，饮食少进，消化不良，腹中胀满，或素本真气亏虚、或大病后所引起者，宜参苓白术散去桔梗加北姜主之（云苓四钱、砂仁二钱、西党五钱、白术五钱、北姜三钱、炙甘草二钱、淮山药六钱、广皮钱半、扁豆四钱、莲肉五钱）。七汤亦主之（肉豆三钱、车前仁三钱、白术五钱、广木香一钱、破故纸三钱、五味子二钱、吴萸二钱）。

温中补脾汤亦主之（人参二钱、炙黄芪五钱、白术四钱、干姜三钱、陈皮二钱、半夏三钱、云苓四钱、附片四钱、肉桂一钱、砂仁二钱、白芍三钱、丁香一钱、甘草二钱　水煎服）。

如久泻不止、下多亡阴，唇口干燥、舌苔焦黑，渴不甚饮、精神困顿，甚至旬日不食者，宜胃关煎加味主之（熟地八钱、淮山药八钱、吴萸二钱、白术五钱、扁豆四钱、北姜三钱、甘草二钱、粳米一合、赤石脂八钱、肉蔻霜三钱 水煎服）。

附案：湘乡邹某之子，初患夹食感冒，医者治不得当，酿成泄泻无度，唇燥、舌黑焦枯、口渴，但饮亦不多，粒饭不进者已达半月之久，且闻饭香即带干呕，脉细数，重按少神，形体消瘦，症属重险，殊为可虞，因思久泻必损脾肾，又曰：肾者胃之关也，以胃关煎加肉豆蔻、赤石脂、粳米，四剂渐愈，后治同类者多人，均以此法转危为安。尤其小儿，久泻不止，津液大伤，脾肾大败，余辄用此方，获效甚捷。

如久泻不止，下元不固者，宜加味诃黎勒汤主之（人参钱半、白术四钱、煨诃子三钱、北姜三钱、北味钱半、熟地六钱、附片四钱、肉豆蔻霜三钱、山茱萸三钱、淮山药八钱、乌梅五个 水煎服）。

有春伤于风，夏生飧泻，或脏寒肠热者，宜圣济附子丸主之（附子六钱、黄连二钱、北姜三钱、乌梅五个）。

又有久泻不止，木侮中土，脉象虚弦，服温补剂不符者，宜喻嘉言所拟经验方（人参钱半、白术四钱、枣皮三钱、白芍四钱、木瓜四钱、乌梅五个、五味二钱、升麻钱半、赤石脂八钱、禹余粮三钱、炙甘草二钱）。

附案：株洲王某，男，年三十许，患泄泻两年，每连春夏季更甚，舌质淡红少苔，脉象虚弦带急，治者主以温补则口唇生疮，进以寒凉则泄泻愈甚，无如之何。余拟敛肝培土兼固下焦为治，以喻嘉言经验方主之，属其守服二十余剂，竟渐获全愈。

附：小儿吐泻症

急性吐泻症，多发生在夏、秋两季，在小儿尤为多见。小儿吐泻的治疗，原则上与成人相同，但因小儿体质娇嫩、服药不胜峻烈之品，分量应根据年龄体质而增减。小儿服药不如成人可一饮尽剂，宜多备缓服。因小儿体属稚阳，故初起每多发热而口渴，如热不甚者可用胃苓汤（见前），热偏重者去桂枝加葛根、黄连、黄芩；寒偏重者加北姜、砂仁之类之。

初起津液未伤，元气未损，用之屡效。如泻稍久，发热而口渴者，宜七味白术散治之（人参钱半、白术四钱、云苓四钱、甘草钱半、葛根四钱、藿香三钱、广木香一钱）。

如舌红口渴，里热甚者，用葛根黄连黄芩汤加味（见前）。

如热不甚者，可用缩脾饮加减治之（砂仁三钱、草果仁煨三钱、扁豆五钱、葛根六钱、乌梅五个、炙甘草二钱）。

若久泻不止、津液大伤，精神大败，肌肉消瘦，睡寐露睛，眼眶深陷，甚则舌焦唇燥，粒米不入口者，宜张景岳胃关煎加味（见前）或用加味诃黎勒汤（见前）。

又泄泻止后，每多后遗症状，口渴多尿，饮一溲一等，宜用七味地黄汤去茯苓加五味、乌梅之类（熟地六钱、淮山药六钱、枣皮二钱丹皮二钱、泽泻二钱、肉桂一钱、五味钱半、乌梅三枚）。此方在临上试用确有效验。

或口渴不止又兼发热、尿多、或微有泄泻、阴津受伤者、宜救阴汤治之（人参钱半、淮山药六钱、黄精六钱、萎蕤六钱、麦冬三钱、扁豆四钱、葛根四钱、白芍三钱、枣皮二钱、乌梅四枚、炙甘草钱半）。每小儿吐泻后，夜间发热，口渴引饮，余常用此方，多见良效。

又小儿素禀先后天不足，或呕泻久，脾胃大伤，气血大坏，两目上窜，形赢色败，变成慢惊，宜加味理中地黄汤（熟地六钱、当归三钱、枣皮二钱、枸杞三钱、白术四钱、干姜二钱、西党四钱、肉桂一钱、炙黄芪四钱、枣仁抖三钱、附片四钱、核桃肉四钱、破故纸二钱、生姜三片、大枣三枚、另用灶心土煮水煎药）。

附案：湘潭市潭某之子，五岁，先后天素亏，患泄泻日久不止，气血大坏，脾肾大伤，瘦弱已极，睡寐露睛，小便色白，唇口干燥，余投以加味理中地黄汤五剂，逐渐向愈。

霍乱

霍乱的病名在国医学古典文籍中，早就有所记载。《素问至真要大论》云："太阴之至，民病霍乱吐下"。《六元正纪大论》谓："热至则身热吐下霍乱"。《伤寒论》：霍乱有恶寒、发热、头痛、身痛等症状。《病源》《千金》《外台》等皆以心腹痛为言。

在临床上观察，《伤寒论》所言之霍乱，多与感冒性病并发，故有身热、头痛等症；《病源》《千金》《外台》所言之霍乱，多属急性吐泻症，故有心腹绞痛等症。

考现代传染性之真性霍乱，系病毒由口侵入消化道所致，凡生冷油腻，杂食不洁之饮食及感受暑湿秽浊之气皆足为导致本病的媒介。

本病每多发于立夏后，秋分前，顷刻间，遂挥霍缭乱，下泄泻、上呕吐，所叶泻之物如米泔水一样，皮肤皱折、眼眶凹陷、额骨高耸、声音低小、手足逆冷、尿量减少、甚则转筋。转筋入腹者危，脉微欲绝、烦渴难耐，现出种种危急状态。但须注意与急性吐泻症加以鉴别。吐泻症多先吐而后泻，且泻出之物仍为黄色，无米泔汁样。又多兼有腹痛，而无心烦等症。

本病治法以解毒之药为主，以助心活血之药为佐，以调阴阳、奠中土之药为使，用张锡纯所拟之急救回生丹（朱砂钱半、樟冰片三分、粉甘草研细一钱、薄荷冰二分　上四味共研细，分三次服，开水送下，约半点钟服一次。此丹解毒强心又能调和中宫，以止吐泻）。

及急救回生汤治之（西党参一两、生淮山药一两、山茱萸八钱、炙甘草三钱、朱砂五分、代赭石八钱，水煎服。此汤治呕泻已极，精神昏倦，虚极将脱至危之候）。

附案：余于三十年前治湘乡一农民，突患霍乱吐泻，吐泻之物如米泔水样，口渴心烦，脉象弦细，精神昏沉，病势濒危。余用急救回生丹一料，接服法救回生汤三剂，病逐愈。但治此症用此类方法，余在临味上仅见一人，自后未会复见。

又有属虚寒重症者，吐泻不止，顷刻间，眼眶下陷，颧骨高耸，皮肤皱折，声音低小，四肢逆冷，腓肠痉挛，污出如冰，脉微欲绝，脱症毕现，斯时非用附子理中汤，通脉四逆汤（《伤寒论》方）。以温中回阳，强心益气，难以挽救。

余在临床上观察，每遇此等症候，辄用重剂附子理中汤加木瓜（西党两半、白术二两、北姜八钱、附片二两、木瓜八钱、炙甘草三钱， 水煎服），无不应手取效，活人甚众。回忆犹历历如在目前。但此症非虚寒脱症毕现之际，此方不可浪投。

附案：忆昔年秋季，吾乡有朱氏妇者，骤患大吐大泻，继又转筋，眼眶凹陷，手足逆冷，汗出如冰，脉微欲绝，气息奄奄，濒于危殆，急用大剂附子理中汤加木瓜，即呕吐顿止，手足转温，脉亦渐出，仍以原方减轻分量，调理十余日而愈，后治相类者多人，悉以是法获效。

又：湘乡巴江张姓青年，类患此症，亦用大剂附子理中汤加木瓜，服三帖后依然吐泻不止，手足逆冷，汗出如故，病家遂易近地名老锺医，仍用余拟之原方，再加重木瓜三钱予之，其父拒不与服，谓已服前方数剂，不惟全无效验，犹觉精神更差，兹以原方再服，岂不愤事乎？

锺曰："此病幸服前方，不然汝子埋之久矣！何待今日尚存也。"不得已而服之。翌日，仍延余与锺医两人会诊，按其脉象渐大，询其吐泻已止，各症均已减轻，复就原方减轻分量，嘱其再服两剂，后以补脾养胃之药调理半月而获全愈，足征钟医认证明确，可谓有胆有识矣。

总之审证，切宜慎重。又如吐甚，先止其吐，用烧盐汤（用刀一把放火上烧红取出，以食盐二钱置刀上，用冷水半碗，热水半碗，从刀上淋碗内，温服之，呕吐立止）。

泻甚者，先止其泻，用霍乱定中酒（樟脑丁香二两、大茴香二两、广皮二两　三味共研细末，绢包加罂粟膏一两、白酒一斤，将各药浸酒内，两星期后即可用，每服三、五分糖开水和服。功能提神止泻，强心行气）。

又有干霍乱（俗名痧胀）猝然而发，心腹绞痛，胸膈满闷，欲吐不吐，欲泻不泻，四肢麻痹，经纹青紫，躁扰昏乱，手足厥冷，胸腹灼热，继则气闭，神昏，不省人事，脉多沉伏，苔多黄腻，此秽浊阻碍凝滞血分。

治法宜开其关窍，或取嚏或引吐，或攻下，或外用挑、刮、针刺。其用药大法宜透达，不可发表，宜芳香而不可温燥，宜辛凉而不可冰伏，宜疏利而不可伤液。先用卧龙丹取嚏（北细辛二分、冰片二分、金箔二分、生石膏五分、闹羊花二分、灯芯灰二分、麝香五厘、牙皂二分　各药共研末，每用少许，掺鼻取嚏）。继用备急丸（大黄一钱、巴豆一钱、干姜一钱 上三味研细末，蜜为丸，每用二、三分，开水送下。虚人慎用），以畅胃之壅滞。

附案： 余友张某之子，倏患腹中绞痛，欲吐不吐，欲泻不泻，间带干呕，心烦躁扰，已达一日之久。其父来我家求速治。余按其脉搏弦紧，形体俱实，用备急丸一粒服之，顷刻大便通利，腹痛立除。

外用刮法，用铜钱沾薄荷油刮关节间，复用针刺中冲、曲池、委中、舌下、中脘、足三里等处，以通壅塞。内服救急丹（硼砂二分、雄黄三分、冰片一分、麝香五厘、朱砂三分、明矾二分、金箔二张、荜拨二分、牙硝二分　各药研末和匀，每服一分，开水下）。蟾酥丸（又名塘西痧药：蟾酥三分、大黄二钱、丁香五分、麝香三分、天麻一钱、雄黄二钱、朱砂一钱 共研细末，米粥为丸，朱砂为衣，每服三分至五分，开水下）。

又附土方：紫荷芋头一个，用阴阳水磨水服；又辣蓼草抖融泡水服。按法用之，余屡试有效。

按霍乱一症，古今医者，聚讼纷纭，有寒霍乱，热霍乱，暑湿霍乱，秽浊霍乱之异，在临床上考察均属吐泻症的范畴，兹不复赘。

疟疾

祖国医学对疟疾的认识早有记载，如《素问·疟论篇》有温疟、瘅疟、寒疟的论述。刺疟论又有足六经疟、五脏疟、胃疟、风疟等十三种疟疾的分类。《金匮要略》分疟疾为四类（温疟、瘅疟、疟母、牡疟），并对疟疾的肝脾肿大称为疟母。

《巢氏病源》更有山瘴疟、痰食疟、寒热疟、往来寒热疟、劳疟、发作无时疟、久疟、间日疟之分。唐以后，除上述分类，更分为正疟、湿疟、食疟、疫疟、暑疟、劳疟、三阴疟等类。总计起来不下三十余种，但这些分类也都是从便于辨证论治出发的。

中医对疟疾发生的原因，认为外来因案居多。《素问·生气通天论》"夏伤于暑，秋必痎疟"。疟论篇曰："夫痎疟皆生于风"。又"疟者，风寒之气不常也"。《素问·至其要大论》："火淫所胜，民病头痛发热，恶寒而疟。"刘元素《六书》云："疟之为病，因内积暑热之气，不能宣泄于外，而为疟也。"李士材云："湿疟乃汗出澡浴，或冒风，或湿浸所致。"张景岳谓："疟疾之作，本由风寒暑湿之邪，感而致病。"古人认为疟疾有由于毒气、瘴气、异气传染而来的，《巢氏病源》山瘴疟候说："此疟生于岭南，带山瘴之气……由山溪源岭瘴湿毒故也。"李梴医学入门："外感异气，发为瘴疟、疫疟"此所谓瘴疟、疫疟很可能是指恶性疟疾。

古人对疟疾不仅外在因素分析极详，同时也注意到机体的内在因素。如陈无择三因方所说："夫疟备具三因，外则感四气（风、寒、暑、湿）；内则动七情（喜、怒、忧、思、悲、恐、惊）；饮贪饥饱，房室劳逸，皆能致之。"又疟疾的临床征候，素问叙述綦详，其中疟论说："疟之始发也，先起于毫毛，伸欠乃作，寒栗鼓颌，腰脊俱痛，寒去则内外皆热，头痛如破，渴欲冷饮。"刺疟论说："热去汗出……乃快然。"

当疟发作时，人体阴阳失去了平衡，所谓阳气并于阴，阳虚乃阴盛，外无气故先寒栗也。阴气逆极，则复出阳，阳与阴复并于外，则阴虚而阳实，故先热而渴。火瘀疟者，并于阳则阳胜，并于阴则阴胜，阴胜则寒，阳胜则热。

疟疾有日作、间日作、间二日作，或至数日作之异。疟之作有时者，因邪与卫会则发，卫与邪离则已也。日作者，受邪轻，卫气虽较滞而流行尚不过失其常度。若邪受重，则卫因邪气相搏，卫不能胜，卫气较衰，行日迟，是以间日会，或间二日会方作，其日作转为间作者，邪进而卫气渐衰也；间日转为日作者，邪退而卫气渐旺也。

又疟疾一病，前贤有偏执专属少阳一经者，殊不知内经论疟，言之甚详，既分六经，又分脏腑，至仲景曰："痹疟、温疟、牡疟。"皆未尝谓专属少阳一经。奈前贤因伤寒论足少阳经，寒热往来，休作有时等语，逐谓疟疾无不本于少阳，咸以小柴胡汤为主方。惟海昌王孟英不为俗说所囿，谓小柴胡汤是治少阳经之正疟也。果系足少阳经，风寒正疟，则用之无不立愈。若是邪入他经，或系时疟而用小柴胡，殊不相宜也。

总之，治疟不宜拘执，宜辨证施治之。如初起，由于外感风湿而致者，头痛身疼，恶塞发热，小便短少，脉浮苔白，宜用三解汤加羌活、防风主之（柴胡三钱、麻黄三钱、泽泻三钱、羌活二钱、防风三钱）。

若胸肋满闷，呕逆身痛者，宜柴胡桂枝汤（人参一钱、桂枝三钱、白芍三钱、柴胡四钱、酒芩三钱、法半夏四钱、炙甘草二钱、生姜三钱、大枣四枚，人参可用萎蕤八钱代之）。

如纯热不寒，口渴引饮，白虎合小柴胡汤去半夏加花粉、石斛之类（玉竹六钱、知母四钱、石膏八钱、柴胡四钱、黄芩三钱、花粉四钱、石斛三钱、甘草二钱、粳米一合）。

如纯寒无热，头痛身疼，或腹胀咳嗽，苔白不渴，小便清长，属寒湿者，五积散治之（广皮二钱、麻黄二钱、苍术四钱、白芷三钱、白芍三钱、当归四钱、川芎二钱、枳壳二钱、桔梗三钱、桂枝四钱、北姜三钱、云苓四钱、厚朴三钱、法半夏三钱、炙甘草二钱、生姜三片、葱白三根）。

又有属湿热者，腹中胀满，食欲不进，小便短赤，柴平汤主之（玉竹八钱、柴胡四钱、法半夏四钱、酒芩三钱、苍术四钱、厚朴三钱、广皮二钱、炙甘草二钱、生姜三片、大枣三枚）。

又倪涵初所定三方甚为平易，次第用之，均能应手取效。

第一方：云苓四钱、法半夏三钱、陈皮钱半、威灵仙二钱、苍术三钱、厚朴二钱、黄芩二钱、青皮钱半、槟榔二钱、炙甘草一钱、生姜三片。

第二方：生何首乌四钱、陈皮钱半、云苓四钱、柴胡三钱、黄芩二钱、威灵仙二钱、知母三钱、当归三钱、鳖甲四钱、炙甘草钱半、生姜三片。

第三方：人参一钱、黄芪四钱、白术三钱、陈皮钱半、柴胡三钱、升麻钱半、炙甘草钱半、或加首乌四钱、知母三钱、青蒿三钱、麦芽三钱、生姜三片、大枣三枚。

若系疫疟、瘴疟宜达原饮加减（知母二钱、厚朴二钱、槟榔二钱、草果二钱、白芍三钱、甘草钱半、黄芩二钱、姜生三片、大枣三枚）。

又有久疟不愈，宜鳖甲饮子（醋炙鳖甲四钱、白术四钱、黄芪五钱、川芎二钱、槟榔二钱、草果二钱、厚朴二钱、陈皮二钱、甘草钱半、乌梅五个、生姜三片、大枣三枚）。

及四兽饮加鳖甲、首乌（人参一钱、白术五钱、云苓四钱、法半夏三钱、陈皮二钱、炙甘草二钱、乌梅五个、草果二钱、鳖甲四钱、首乌八钱、生姜三片、大枣三枚）。

又久疟不止，脾肿大成为疟母者，以久疟全滑丸主之（威灵仙一两、莪术一两、麦芽一两、生何首乌二两、青蒿五钱、金毛狗去毛八钱、炒穿山甲五钱、黄丹五钱、鳖甲四两　共为细末，外用山药粉一两、饴糖一两，加水一碗，糊为丸，如绿豆大，每服三钱，姜汤送下）。

附案：余治某青壮年，患疾三年，或一月一发，或数月一发，缠绵不已，服各种西药均无效，主用久疟全消丸二料，服完顿止，自后称不复发，姑记此案以为治疟母者之鉴。

余在临床上以寒热疟、湿热疟，疫疟见之为多，每用柴胡桂枝汤、柴平汤，倪涵初经验第一方，达原饮等出入互用，均有良效。又治疟不可轻用截法，若邪气未尽，而早截之，必发肿胀等症，其后患莫测。

附：疟疾外治单方

一、墨头草。取全草加食盐少许，共抖烂，在未发前六小时贴手腕部脉管上。

二、常山一钱、草果一钱、川乌一钱、草乌一钱、陈皮一钱，甘草一钱 共研细末，用藏贮，闻于鼻间疟即止。

三、胡椒二钱、雄黄二钱 共研细末，和饭抖烂为丸如梧子大，外以朱砂为衣，将一丸放在脐中，外以膏药贴上，疟即止。

四、青蒿、黄荆叶 二味洗净晒干等分，煎成浓液，当茶饮之。

痢疾

痢疾，古典医籍谓之肠澼，又谓之滞下，今名曰：痢。其症里急后重、腹痛、欲便不便、脓血污浊或赤或白，或赤白相杂。此症四季皆有，惟夏、秋之交为最多。本病传染力最大，一方之内上下传染。

又有一种休息痢，流连不愈，愈而复发（西医名阿米巴痢）。又陈修园医学实在易有云：奇恒痢，所谓奇恒痢者，以其异于常痢也。其症余在临床上未曾见过。

按痢疾一症，昔贤治法殊不一致。张景岳主温；朱丹溪主凉；喻嘉言主发汗；唐容川主疏达肝木，开提肺气；刘河间谓：行血则脓自止，调气则后重自除；若汪讱庵又专主除湿清热；而倪涵初又以治痢勿犯四忌之说：一曰：忌温补；二曰：忌大下；三曰：忌发汗；四曰：忌分利。然数贤者，虽各有特见，余以为不必拘执，总以辨证施治之为得也。

如痢疾初起，兼有外感风寒，发热恶寒等表证，宜用人参败毒散加黄芩、白芍治之（党参四钱、羌活二钱、独活二钱、前胡三钱、柴胡三钱、川芎钱半、枳壳二钱、桔梗三钱、苏薄一钱、黄芩二钱、白芍三钱、甘草钱半、生姜三片 水煎服）。

若身无寒热，但腹胀，里急后重，下痢赤白，而元气未衰者，余以加味平胃散（苍术四钱、厚朴三钱、广皮二钱、白芍四钱、莱菔子炒抖三钱、酒炒黄芩三钱、香连丸四钱吞服、炙甘草二钱）。

洁古芍药汤（芍药一两、当归四钱、黄芩三钱、黄连三钱、广木香钱半、槟榔二钱、桂枝二钱、甘草钱半）。

倪涵初第一方（黄连钱半、黄芩二钱、白芍四钱、山楂三钱、枳壳钱半、厚朴二钱、槟榔二钱、青皮钱半、当归五钱、地榆二钱、广木香一钱、甘草钱半、酒炒红花一钱、桃仁抖二钱），以此三方，余数年出入互用，无不奇效。

又有属寒症者，如腹痛身痛、恶寒、下痢、重滞、赤少白多、口不渴、小便清长、唇口淡白、四肢不温、舌苔白滑、脉象迟缓，宜以五积散加减（苍术三钱、白芷三钱、白芍四钱、当归四钱、川芎二钱、枳壳二钱、桔梗三钱、桂枝三钱、北姜三钱、云苓四钱、厚朴三钱、陈皮二钱、半夏三钱、炙甘草二钱、生姜三片、槟榔钱半、草果二钱）。

及当归四逆汤加薤白、木香治之（当归四钱、白芍八钱、苏木通三钱桂枝三钱、细辛一钱、薤白三钱、甘草钱半、广木香一钱、生姜三片大枣五枚)。

附案: 余学徒时,曾记吾师治一易姓者患痢疾月余不愈,红白兼下,里急后重,白多红少,腹中阵阵作痛,服亮权调气行血之剂均不应,师用变治法,以五积散加减服五剂竟获全愈。自后余治相类者,均以此方获效多次。

又有塞热错杂、腹痛、呕吐不食、下利红白、里急后重、日久不已者,以乌梅丸加味主之(乌梅七个、人参二钱、附子四钱、北辛一钱、桂枝三钱、川椒三钱、北姜三钱、黄连二钱、黄柏二钱、当归四钱、香连丸三钱、白头翁三钱)。

附案: 湘潭市王氏妇者,年逾五旬,呕吐泄泻腹痛,红白杂下,里急后重,寒热交并,口喜热饮,舌苔边白中红,已达一月之久。自分必死,延余诊之。余曰此痢与寻常异,非寒热并用不可,疏方乌梅丸加白头翁合吞香连丸,数剂乃得渐愈。

又痢久不愈,郁热生毒,或误服温补过早,肠中腐烂切痛后重,下痢腐臭,宜张锡纯之通变白头翁汤治之(山楂一两、白芍四钱、田三七研和泡三钱、白头翁四钱、秦皮三钱、生地榆三钱、鸦胆子六十粒去壳，桂圆肉包好 分两次以上药水吞）按此方治误服温补过早，热郁肠胃、流连不愈、酿成下痢腐臭者，确有效验。

又痢疾绝食频呕不得下，名噤口痢。宜牛夏泻心汤加吴萸，用之有效（半夏四钱、人参钱半、北姜三钱、黄连二钱、黄芩二钱、甘草二钱、大枣四枚、吴萸一钱）。

但现舌无津，食不得下，又宜清热生津，须用唐容川救胃煎（生地四钱、白芍三钱、黄连钱半、黄芩二钱、玉竹四钱、花粉二钱、麦冬三钱、杏仁三钱、石膏五钱、枳壳二钱、桔梗三钱、厚朴二钱、甘草钱半）。

又休息痢，余拟以香连丸、鸦胆子、白头翁合用，其效甚捷（鸦胆子六十粒、香连丸四钱、以白头翁一两 煎水，分两次吞）。

附案：谭某，患休息痢年余，脓血黏稠，里急后重，日十余行，愈而复发，但饮食起居无常，服药多方无效，余拟以香连丸、鸦胆子、白头翁合用，服五剂遂愈。以后治是病多人，悉用是方奏效。

又驻车丸加木香、鸦胆子治休息痢亦极验（蒲黄炒阿胶五钱、当归四钱、黄连三钱、黑姜三钱、广木香钱半、鸦胆子四十粒　服法、制法同上）。

至于久痢属虚证者，以补中益气汤送下香连丸多效（黄芪六钱、白术四钱、陈皮二钱、柴胡三钱、升麻钱半、西党四钱、当归三钱、炙甘草二钱、香连丸四钱、生姜三片、大枣三枚）。

又久疬，无余邪者宜真人养脏汤治之（煨诃子三钱、石榴皮五钱、肉豆蔻三钱、当归四钱、肉桂钱半、广木香钱半、白术五钱、西党六钱、白芍四钱、甘草二钱）。

附：痢疾单方

一、莱菔子炒抖四钱、山楂炭一两、和白糖各一两、久痢加槐花炭三钱、鲜椿根白皮八钱合煎服。

二、马齿苋一两、白木槿皮五钱，水煎浓服。

湿温

湿温为伤寒有五之一，难经言之甚详。中医所谓伤寒，有广、狭两义：广义包括了风、寒、湿、温、热诸病，乃外感病的总称；狭义伤寒是专指寒邪致病而言。因为《内经》云："今夫热病者，皆伤寒之类也。"由此可知，湿温病实包括在伤寒中。

湿温病源，乃既受湿又感暑也，即是湿温亦有湿邪久伏而化热者。晋唐以下，统称为湿热，一则根据于时令气候寒热之变迁，一则据于地方秽浊之播扬。邪不从表受，多由口鼻而入。发病多在夏秋两季，年龄多在少壮者，我国各地均有发现。

古人认为戾气病毒，由口鼻而入，病之始起也，正邪相搏病状乃生。但湿邪传经与风寒不同，风寒从表入里，必从太阳始递传至三阴；若湿温则邪从中道属阳明太阴经者俱多，湿热之邪从表入者十之一、二，由口鼻入者十之八、九。因阳明为水谷之海，太阴为湿土之脏，故多阳明、太阴受病。若湿轻暑重，则归阳明；暑少湿多，则归太阴，并延膜原。

膜原者，外通肌肉，内近胃腑，膜原居其中，凡口鼻肌肉所受之邪，多归膜原，要知湿温之病，不独与伤寒不同，且与温病亦殊。温病乃少阴、太阳同病，湿温乃阳明、太阴同病也，或太阴脾土，先有内伤湿饮停聚，再感客邪，内外相引，故病湿温。

湿温病的症状是极其复杂的，因此必须掌握特征。它的特征在临床上观察，主要是始恶寒，后但热不寒，来热甚渐，逐日加重，一日之间午后较盛，日晡最高，汗出胸痞嗜卧，神识不甚清明，口腻、呕恶、腹胀、大便溏而不爽，口渴不欲饮或不多饮或喜热饮，必至湿已化尽，喜冷饮，舌苔初起多白，继而由白转黄，脉象现濡，且湿温症中，白㾦最为多见，因白㾦系湿郁卫分汗出不彻之故。以上系通常一般的临床症候。但湿温病变化多端，医者必须细心审辨，才能避免差误。

湿温有湿重于热的，有热重于湿的。湿偏重的初起恶寒、发热、头痛、四肢重痛、疲倦、胸闷、呕逆、不能食、口干不欲饮、小便不利、面色晦滞、身重多眠睡、耳聋、午后热更高、呢喃妄语、或渴喜热钦、心下满闷、呕恶、大便溏而不爽、舌苔白厚或灰黄、边绿红色。

热偏重的发热较盛，不恶寒、头眩而痛、肢倦胸闷、干呕、嘈杂似饥而不欲食、微烦欲寐不得寐、渴不多饮、小便色黄而不利、或干咳鼻衄、面色微红，舌苔黄多白少、或带干，脉象濡数，甚则壮热、汗出油腻、烦渴而喜冷饮、谵语狂乱、腹胀肠鸣、大便或结、或下利垢腻、小便短赤浑浊、脉或洪数，苔或黄厚。但热多耗伤阴血，阴血伤，则多心烦不眠、肌肉消削、舌苔焦黑，甚则直视，撮空瘈疭等症象。

湿温治法与风寒温热不同，风寒之邪，一汗即解，温热为患投凉即安。湿热属于无形之气，易于弥漫三焦，过汗则有亡阳之变，误下则有伤阴之患，遽用滋润则有邪结难解之处。古人虽多良法可采，然用不得当，即可铸成偏热、偏寒之错。

大抵治湿温的法则，主要有三种：芳香化浊法；淡渗利湿法；苦塞清热法。如初起发热头痛、身酸、四肢倦怠、胸满、大便不调、小便短赤、恶食呕哕者，宜加减藿香正气散主之（藿香三钱、大腹皮三钱、白芷三钱、云苓四钱、苏叶二钱、陈皮二钱、厚朴二钱、法半夏三钱、滑石六钱、连翘三钱、苡仁四钱）。

如胸满恶食、身热汗出不解、倦怠体重、午后热甚、舌白不渴、状若阴虚。三仁汤主之（杏仁三钱、蔻仁三钱、苡仁五钱、竹叶三钱、半夏三钱、厚朴三钱、木通三钱、滑石六钱）。

如发热倦怠、胸闷腹胀、肢酸体重、身黄颐肿、口渴溺赤、便闭、舌苔滑腻。甘露消毒丹主之（滑石六钱、茵陈五钱、木通三钱、石菖二钱、藿香三钱、黄芩三钱、连翘三钱、贝母三钱、射干三钱、薄荷钱半、白豆蔻三钱）。

以此三方，在治疗上如湿温症而湿未尽化为热者，出入间用，屡应不爽，诚治湿温之有效方也。

又证见：气郁痰盛或呕吐苦水、心胆俱怯、痰涎上逆、虚烦惊悸、夜睡不眠等症，以温胆汤加黄连合碧玉散治之（法半夏四钱、云苓四钱、广皮二钱、竹茹三钱、枳实三钱、黄连钱半、石菖二钱、甘草钱半、碧玉散四钱）。

又有热重于湿者，大热烦渴、脉洪大、甚则谵语，白虎加苍术汤治之（知母四钱、石膏一两、粳米一合、甘草二钱、苍术四钱）。

如症见痉厥昏狂、谵语发斑、舌色于红或焦黑，此乃湿温伤营之候也，宜神屏丹主之（犀角一钱、石菖二钱、生地六钱、黄芩三钱、银花三钱、元参五钱、人中黄二钱、连翘三钱、板蓝根三钱、香豉一合、花粉四钱、紫草三钱、共抖为丸，凉开水化服），或兼吞安宫牛黄丸（牛黄、郁金、黄连、黄芩、栀子、犀角、雄黄、朱砂、梅片、麝香）及至宝丹（犀角、朱砂、雄黄、玳瑁、琥珀、麝香、龙脑、金箔、银箔、西牛黄、安息香）。

若见表里俱热、狂躁心烦、口干咽痛、唇齿焦垢、神昏谵语、大热炽甚等症者，宜清瘟败毒饮（石膏一两、生地八钱、犀角一钱、黄连二钱、栀子三钱、桔梗三钱、黄芩三钱、知母三钱、赤芍四钱、玄参五钱、甘草二钱、丹皮三钱、竹茹三钱）。

白喉

白喉是一种急性传染病，由口鼻传染而得。但此症虽由疫毒传染，然必须先由病者宿有蕴热，潜伏肺胃，迨病毒侵袭，立现咽喉红肿疼痛，白屑弥漫，怯寒壮热等症。初起微痛或不痛，有随发而白随现者，有至二、三日而白始现者有白点白块不等者，甚至满喉皆白，有粉白或灰白不一者，重则块上呈现青白灰色或颗粒形附着肌肉，揩之不去，抉之出血，痛如针刺，四周红肿坚硬，如白点白块愈日增加为缓，若陡增陡落，顷刻递增，最为危殆。

西医对本病分为多种而中医则统称白喉。缘中医不重在病名，而重在辨证论治，所以李纪方（《白喉全生集》著者）云："凡治病必须寻经络，察寒热，审虚实，三者既明，虽杂症百出，可一以贯之。对白喉症，亦寒热之不时，气血之不调所致，非六经之外，别有一病也。"

对白喉症论治，以此说最为精详，不概指为疫，而以塞热二字为纲领，然寒热之中，又分轻、重、虚、实，余在临床上按此法施治，则屡试屡效。若以白喉只知有热，不知有塞或专信《白喉忌表抉微》，只知养阴，绝忌发表，如此机械则鲜不误人矣！

如养阴清肺汤，本为治白喉之良方，若初挟有表邪，不辨寒热，一概投之，余目击治误者多矣。且忌表药中有忌荆芥、防风、桔梗、牛子、僵蚕、蝉蜕者，种种恶习殊可慨叹！李纪方云："若舍症而言药，何药不忌。"诚哉是言。但患白喉者，余在临床上观察本病属热症多，属塞症少，又每见死于寒症者多，死于热症者少。大抵人知有热症，而不知有寒症，即知有寒症，而不知有虚寒之症，皆因不辨寒热虚实，不结合自己临床经验，偏信一家之言所误也。

又白喉服药与吹药并重，盖热寒伏于内，非服药不能治其本，而毒气壅于喉，非吹药不能解其标，若危险之症，先吹药扫去痰涎，而后可以服药。

白喉初起，无论有无寒热，喉内红肿而痛，白膜未现者土牛膝煎服之（土牛膝开白花者，根、茎、叶俱可用，不拘多少，煎水当茶喝），外用冰硼散（元明粉五钱、朱砂一钱、硼砂五钱、大梅片八分，极细末吹之），李氏加减离宫回生丹吹之（西洋参二钱、大梅片一钱、黄连一钱二分，山慈姑一钱、元明粉六分、人中黄一钱、硼砂三钱、西洋参叶，去梗八分、孩儿茶五分、建青黛五分、薄荷七分、上药除梅片、青黛、元明粉外，共研极细末，过绢筛再合梅片、青黛、元明粉同研极细，瓷瓶收贮，黄蜡封固瓶口，勿使泄气）。

若白喉初起兼有寒热者，白点见于外关，红肿而痛，此热邪在表，治宜李氏人参败毒散（洋参二钱、防风二钱、白芷二钱、浙贝二钱、桔梗二钱、银花三钱、僵虫三钱、牛蒡子三钱、荆芥一钱、蝉蜕七只、皂荚三个、人中黄一钱），外用李氏加减离宫回生丹吹之。

若喉热症渐重，白点见于关内、发热头痛、口渴、肢酸，喉内红肿痛，或痰涎壅盛，饮食难咽，舌苔深黄，甚或焦黑、便闭、溺涩、目赤心烦，此热邪已入里，治宜李氏达原饮（槟榔二钱、煨草果二钱、连翘二钱、僵蚕二钱，姜汁炒、厚朴一钱、知母一钱、蝉蜕七只，去头足、栝蒌壳钱半、黄芩钱半、人中黄钱半、银花三钱、水竹茹钱半　水煎服），外用人中白散（真青黛一钱、煅硼砂一钱、薄荷末五分、人中白二钱、大梅片三分、孩儿茶一钱、元明粉一钱、西牛黄三分、马勃一钱、珍珠五分，共研细末吹之）吹之。

如白喉有腐溃恶臭已化脓者，可用普济消毒饮（玄参三钱、桔梗三钱、牛蒡子三钱、连翘三钱、薄荷钱半、陈皮钱半、黄芩钱半、马勃三钱，布包、黄连一钱、僵虫二钱、板蓝根一钱），外用锡类散（珍珠粉五分、青黛六分、象牙屑三分，焙黄、壁蟢窠二十枚、西牛黄二分、大梅片三分、人指甲三分，焙黄、共研极细末，吹喉用）吹之。

若白屑满布咽喉，或壮热口臭等，内服神仙活命汤（龙胆草钱半、生地三钱、桔梗二钱、白芍三钱、板蓝根钱半、马兜铃钱牛、黄柏钱半、栝篓皮三钱、生石膏五钱、山栀二钱、射于三钱、甘草一钱）。并服六神丸（西牛黄钱半、明雄黄一钱、珍珠粉钱半、麝香一钱、冰片一钱、蟾酥酒化一钱研细末，酒化蟾酥滚丸如芥子大，再用百草霜为衣，每服十九或五丸，热汤化开徐徐咽下）。外用李氏离宫回生丹吹之（熊胆二钱，如湿润放银窝内微火焙干、西洋参二钱、黄连六分、山慈姑一钱、硼砂二钱、人中黄一钱、孩儿茶五分、真麝香三分、大梅片一钱、苏薄荷七分、真牛黄一钱、青黛五分　上药共研极细末，瓷瓶收贮，临用时，每次以三厘，用铜风鼓吹入白处，使毒气随风涎吐出而愈）。

若声音嘶哑，呼吸困难，咽头红肿坚硬，假膜满布，精神倦怠，昏沉烦躁者，宜用加减清肺汤治之（甘草钱半、麦冬三钱、生地三钱、白芍三钱、丹皮三钱、酒大黄二钱、枳壳钱半、玄参三钱、芒硝二钱、浙贝母三钱、木通二钱）。

　　至于肺胃虚热，津液不足或病邪已退，津液受伤者，宜养阴清肺汤（大生地三钱、玄参三钱、苏薄荷钱半、丹皮钱半、白芍三钱、川贝母二钱、麦冬三钱、甘草一钱）。

　　又有属于虚热者，白点见于关外，色稍不润，喉内红肿，下午痛甚，口干不渴，舌苔虽黄而滑，小便略赤而长，饮食稍碍，心烦不眠，此虚阳上浮，不可认作实热攻下，宜李氏甘露饮（生地黄四钱、熟地黄三钱、麦冬去心三钱、僵虫三钱、银花钱半、天门冬钱半、石斛钱半、枳壳钱半、粉草钱半）。

　　又有白喉属寒症者，但较之热症为少，初起发热、恶寒、头痛、饮食可进，舌苔润白，二便清和，白见于关内或关外，色必明润而平，淡红微肿，不甚痛，此寒邪在表，宜荆防败毒散（防风三钱、柴胡姜汁炒二钱、半夏姜汁炒二钱、桔梗二钱、前胡二钱、独活钱半、荆芥钱半、羌活钱半、银花钱半、枳壳钱半、粉草一钱、生姜三片）。外吹李氏坎宫回生丹（真血竭一钱、细辛一分、真雄精一钱、牙皂二分、大梅片四分、真麝香六分、硼砂一钱、广郁金一钱、生附片一钱，蜜炙焦枯，上药共研极细末，瓷瓶收贮，临用时每次三厘，用铜风鼓吹入白处，使毒随风涎吐出而愈）。

附案：吾乡张某之子喉痛，发热头痛，满喉淡红，微肿，两边现白，但饮食如常，苔白，大小便正常，脉浮缓。向者用清热解毒之药，无效。延余往视，余曰：此表邪失解也。以李氏荆防败毒散三剂而愈。

如白见于关内，成点成块，或满喉俱白，色如凝膏，喉内淡黄微痛，时作时止，头痛项强，身重恶塞发热，咳嗽结胸痰壅，舌苔白厚，不思饮食，或手足厥冷，腹痛欲吐，此寒邪已入里。宜李氏参桂饮（条参三钱、法半夏二钱、甘草二钱、僵虫二钱、肉桂，去皮五分、陈皮一钱、砂仁，姜汁炒一钱、生姜三片）。

若见于关内，色明润成块，其或凹下不红不肿，不甚疼痛，饮食稍碍，舌苔白滑，二便如常，或溏泻，或两颧作红，嘴唇燥裂，此上假热下真寒证也。治宜李氏镇阴煎（熟地黄六钱、泽泻二钱、淮牛膝盐水炒三钱、制附片三钱、僵虫二钱、金银花钱半、炙甘草一钱、煨姜一片、肉桂去粗皮研细泡对四分），外吹坎宫回生丹（见上）。

附案：吾本家朱氏妇者，突患白喉，邀余往视，见关内白块，两条色似豕膏，不红不肿，亦不甚痛，二便正常，舌苔滑白，嘴唇燥裂，下午两颧呈红，前服养阴清肺之剂，数日罔效。余曰：此假热实寒证也。以李氏镇阴煎冷服，数剂乃得全愈。

又治疗白喉，常于舌下紫筋处，以消毒三棱针刺之，须合病者舌伸出外，流出黑血少许即松；再于两手少商、中冲、合谷等穴及耳上紫筋各处，如前法刺之，流出黑血少许，则病症立时见轻，拭净后，用硼砂水漱口，随即入人中白散吹之，日十余次自愈。

出喉无论寒热症，如汗出似油者难治；

失音动痰气喘者难治；

目光直视者难治；

用针刺无血者难治；

吹药无涎者难治；

吹药即痛止白落，过日复患者难治；

满喉白、满喉肿、惟热症者难治；

医者如遇此等症候，慎勿忽之！

百日咳

本病中医书籍统名咳嗽，《素问》谓为肾咳，《医学大辞典》亦载之，至清代始有顿咳、顿呛、百门咳、阵咳、鹭鸶咳等。以特有之病状而命名，迨后复有疫咳、痉咳之称，为切合病症实际，故定名为百日咳。

本病发生多在气候失常之春、冬二季，一人感染蔓延一境，尤以二岁至五岁的小儿感染为最多，以下次之，老人及壮年者罕罹其害。其传染的途径多由与患者相接触，或因含有本病病毒的痰唾什物等之媒介，或由空气之传播，故公共团体、集会场所，皆易招引本病。患过本病一次之小儿，在后即得免性，但亦有不尽然者。

本病多与感冒病混合发现，故症候之经过中，亦常见感冒症候夹杂其中。初起鼻塞流涕、喷嚏时发咳嗽，体温微升，多在日暮之时，舌苔薄白，脉搏带数，全身不适，殆与普通感冒无甚区别。迨至一周以后，本病具象渐次显露，当咳嗽末发之际，自觉胸喉之间苦痒异常，咳则先作鸡鸣状（或作驴鸣）或如吹笛状之深吸息，一呛十数声或数十声，连呛不已，头倾胸曲，喉头口腔屡见痰涎之涌出甚则呕吐，久则声音嘶哑，须以手指挖取之，始觉轻松。发作剧烈者，往往呼吸困难，有窒息之处，颜色青红带肿，颈静脉怒张，涕泪交流，苦闷难堪，甚或引起恶心呕吐等症。如此反复发作，饮食减少，形容憔悴，轻者一日约发十余次，剧者数十次，每发作时持续的时间约十秒至二十秒，甚至二、三分钟以上者。

本病极为顽固，病程亦长，愈期较迟，纵治之得当，只能逐渐轻松，难能遽然而愈。而通治之法，初起不外解表清肺，继则降气化痰，然总以辨证论治为原则。如初起与感冒并发恶寒发热、咳嗽痰多者，用金沸草散加杏仁、厚朴（旋覆花三钱、前胡二钱、北细辛六分、法半夏三钱、荆芥穗二钱、云茯苓三钱、炙甘草一钱、厚朴二钱、苦杏仁二钱、生姜三片、大枣三枚　水煎服）。

止嗽散合二陈汤加姜、枣（荆芥二钱、百部二钱、白前二钱、陈皮钱半、云苓三钱、桔梗三、紫菀二钱、法半夏二钱、炙甘草钱半、生姜三片、大枣三枚　水煎服）。

如寒邪偏重，挟有痰饮者，宜用桂枝厚朴杏子汤加细辛、法半夏、旋覆花（桂枝二钱、白芍二钱、厚朴二钱、杏仁二钱、法半夏三钱、细辛五分、旋覆花二钱、炙甘草一钱、生姜三片、大枣三枚　水煎服）。

按此方加法半夏、细辛，旋覆花系仿陈修园法，治小儿一切感冒、痰嗽气逆，属于塞者用之神效，胜过青龙、射干、麻黄等方之功效也。

如热重寒轻者，用麻否石甘汤加法半夏、紫菀、百部（麻黄钱半、杏仁二钱、生石膏五钱、法半夏三钱、紫菀二钱、百部二钱、炙甘草钱半）。

又如呛咳不已，甚则呕吐，痰中带血者，用橘皮竹茹汤加杏仁、赭石（玉竹五钱、法半夏三钱、麦冬三钱、赤苓三钱、枇杷叶钱半、竹茹二钱、广皮钱半、杏仁二钱、赭石五钱、炙甘草一钱、生姜三片、大枣三枚 水煎服）。

或咳甚吐血、衄血者，用泻白散加栝蒌仁、杏仁、白茅根、枇杷叶（桑皮三钱、地骨皮四钱、栝蒌仁三钱、杏仁三钱、白茅根五钱、枇杷叶三钱、甘草钱半、糯米一合）。

寒降汤加侧柏炭（赭石六钱、竹茹钱半、法半夏三钱、白芍三钱、牛蒡子二钱、瓜霜二钱、炙甘草二钱、侧柏炭四钱）。

如缠绵日久，咳则胁下疼痛，发热或寒热往来，甚则吐血、白膜充血，脉象带弦，用逍遥散加干姜、细辛、五味、半夏、枇杷叶（白芍三钱、当归三钱、云苓三钱、柴胡三钱、白术三钱、薄荷钱半、北姜二

钱、北细辛六分、北味一钱、枇杷叶二钱、法半夏三
钱、炙甘草一钱）。

附案：双峯王君之子，年方七岁，病百日咳，一
呛十数声，呛则头倾背曲，口腔痰涎涌出，已服发散
药，饮食不进已数日矣，延余往诊，身热心烦，咳嗽
气逆，左目充赤，间时鼻衄吐血、口渴、苔白而滑，
脉象弦缓，取向者所服之药，悉以清金利痰降气为治，
询其已服十余剂，如石投水。

因思高士宗云："患顿咳不服药，至一个月亦愈，
所以然者，周身八万四千毛窍，太阳膀胱之气应之，
以合于肺，毛窍之内即有络脉之血，胞中血海之血应
之，以合于肝。若毛窍受寒致胞血凝涩，其血不能澹
渗于皮毛、格脉之间气不煦，而血不濡，则患顿呛。
至一月则胞中之血一周环复，故一月可愈。医者但治
其气，不治其血，但理其肺，不理其肝，宜乎病之不
愈也。"以此，乃用逍遥散，仿张氏医通加干姜、五
味、细辛、法半夏、枇杷叶，与之数剂后，渐获全愈。
按此方治咳日已久，伤及肝脏，兼挟有痰饮者宜之。
若肺阴已伤，脉数口渴，肺经有热，悯勿妄投也。

肺痈、肺痿

何谓肺痈、肺痿？肺热壅结于肺而生痈，是谓肺痈；肺阴受伤肺叶焦枯而痿，是谓肺痿。二证昔属于热，但有虚、实之分。《金匮》云："脉数而虚者为肺痿，脉数而实者为肺痈。"肺痈之生，初起由感受风寒，未经发越，肺中壅热，或平素嗜好酒辛，俱令肺气不通，壅结于肺而成肺痈。

肺痿之原因不一，或大汗出，或大呕吐，或亡血，或快药下利。凡此四因俱令重亡津液，不能上输于肺，肺失所养，其叶日焦遂成肺痿。

肺痈症状咳而喘满，胸内隐隐作痛，振寒脉数，状类伤寒，咽燥不渴，唾稠黏黄痰，兼臭秽脓血，食生大豆而香，是其候也。

疗法： 初起乘脓未成，风寒郁于表者，法宜疏散，用麻杏石甘汤以表之（麻黄三钱、杏仁三钱、生石膏八钱、甘草二钱 水煎服）。

如气壅痰盛、不得卧者，急服葶苈大枣汤以泻之（炒葶苈五钱、大枣擘十二枚 水煎服）。

如咳吐稠黏黄痰，兼臭秽脓血者，宜用千金苇茎汤治之（鲜苇茎二两、苡仁一两、大栝蒌一个擘、桃

仁去皮尖三钱　水煎服）。

附案：湘乡易某，男，年五十许。又黄某、刘某，先后同患肺痈，咳吐脓血臭不堪闻，经服多方未愈。尤为易某，一吐盈盆，形类米粥，臭溢户外，间吐鲜血，咸以千金苇茎汤合桔梗汤一余剂，均获全愈。忆多年，每用苇茎汤合及桔梗汤治此，令其久服，自始至终，守服此二方，或随证加味，而治愈者数十人，诚屡试屡验之方也。

若吐脓醒臭，形如米粥者，宜排脓解毒，桔梗汤主之（桔梗五钱、甘草一两　水煎服）。

若吐脓腥臭，咳而胸满者，宜外□桔梗白散（桔梗三钱、贝母三钱、巴豆，去皮尖熬黑研如脂一钱，前二味研细末为散，纳巴豆，更加白中杵之，以白汤和服，强人服五分，弱者减之，病在膈上者，吐脓；在膈下，泻出。若下多不止，饮冷粥一杯即定）。

若略吐脓血，兼午后身热烦躁，宜金鲤汤主之，兼饮童便（贝母三钱、先将鲤鱼连鳞剖去，肚肠勿经水气，用贝母细末掺在鱼肚内，线扎之，用无病童子便半大碗，将鱼浸童便内和童便蒸煮鱼眼突出为度，少顷取出去鳞骨，取肉浸入童便内炖热，肉与童便作二、三次食，一日食尽一尾，其功效甚捷）。

若溃后胸肋隐痛，口燥咽干，咳吐稠痰腥臭，自汗盗汗，脉象虚数，宜宁肺桔梗汤治之（桔梗三钱、贝母三钱、当归三钱、栝蒌仁三钱、黄芪三钱、积壳三钱、桑白皮三钱、生甘草二钱、防己二钱、百合八钱、生苡仁五钱、五味子一钱、知母二钱、地骨皮三钱、杏仁三钱、苦葶苈钱半、生姜三片 水煎服）。

若咳嗽不休，脓痰不尽，形体虚赢者，宜清金宁肺丸（茯苓五钱、陈皮三钱、桔梗五钱、川贝母五钱、人参三钱、黄芩五钱、麦冬去心六钱、地骨皮六钱、川芎二钱、银柴胡六钱、白芍六钱、胡黄连六钱、五味子钱半、天冬三钱、生熟地各三钱、当归三钱、白术三钱、炙甘草五钱 共为细末，炼蜜为丸，如梧子大，每服五十九，食远!白滚汤送下）。

若咳嗽吐血者，宜苡仁汤治之（生苡仁六钱、冬瓜子三钱、鲜苇茎五钱、白芨三钱、藕节炭一两、田三七一钱，研末另吞、蜜炙枇杷叶三钱、生熟地各五钱、地骨皮四钱、枸杞子三钱 水煎服）。

肺痿症状，咽干声嘶，咳吐涎浊，肌瘦神疲、午后身热，脉数而虚，咳声渐现不畅，胸中脂膜日干，行路即气喘急，因肺为火迫失其清肃而变干燥。凡脾胃上输之津液不独不能沾润，转从热化而为痰浊，咳唾不已，致肌瘦神疲，洒寒潮热，久之肺叶枯燥，虽投清凉亦格格不入，宜蒌蕤汤治之（蒌蕤五钱、天冬三钱、麦冬三钱、生地四钱、熟地四钱、鸡子黄二枚、百合八钱、天花粉四钱、紫菀三钱、五味子二钱、银柴胡三钱、地骨皮三钱、鳖甲四钱、秦艽三钱　水煎服）。

百合固金汤亦治之（生地四钱、熟地四钱、百合八钱、玄参五钱、甘草二钱、当归三钱、白芍四钱、贝母三钱、桔梗四钱、麦冬四钱　水煎服）。

如肺瘟失音，六脉细数，气口息粗，皮肤干燥等症，虽曰死不治，然坐以待毙，余心何忍，姑用大剂救肺汤以希万一（人参三钱、玉竹五钱、天冬五钱、麦冬五钱、熟地八钱、生地五钱、黄精八钱、茯苓五钱、生甘草四钱、野百合一两、生藕五钱　水煎去渣，冲入白蜜再煮一沸，分三次服，常服勿间）。

又宜服肺露方（人参二钱、天冬二钱麦冬二钱、川贝母二钱、百合二钱、丝瓜络三钱、阿胶珠三钱、玉竹四钱、白茯苓四钱、北沙参三钱、青黛三钱、蛤壳三钱、冬瓜子三钱、炙桑皮二钱、知母钱半、款冬花二钱、丹皮钱半、地骨皮钱牛、炒葶苈一钱、马兜铃一钱，上为细末，用雄猪肺一具，去心血将药末一半灌入肺内，一华撒在肺上蒸露，再将蜜炙枇杷叶二两、嫩芦根十两，另蒸露和入，每服一、二两隔水墩温，逐日服一、二次），可养阴，又能清热。

但肺痈、肺痿愈后均严戒辛辣酒炙食物，并忌食鸭蛋、羊肉、虾蟹海腥等。

附单方：

一、肺痈秘方：野浦栗根四两、浙贝母四两、桔梗四两、南沙参四两、苦杏仁四两、饴糖四两。上以水十二碗，煮取三碗去渣，再煮取一碗加入饴糖，不住手搅，缓缓收膏，每日冲服一次，服后咳出臭痰，服完一料，再服一料，服至腥痰尽净，胸中不痛为度。

二、鱼腥草煎汤食之。

三、陈年芥菜卤汁温服灌吐之。

以上单方均经试验，确有疗效。

虚劳

　　虚者，气血之虚，劳者，疲困之谓。所言虚劳者，凡属损伤太过之病，皆曰虚劳。虚劳证是由积渐而成，非急性的疾患。本病的范围相当广泛。考古典医籍，有五劳七伤六极之称。

　　五劳者：心劳、肝劳、脾劳、肺劳、肾劳。六极者：筋极、骨极、肉极、血极、精极、气极是也。七伤者，有两种不同的说法：《诸病源候论》说："大饱伤脾；大怒气逆伤肝；强力举重、久坐湿地伤肾；形寒饮冷伤肺；忧愁思虑伤心；风雨寒湿伤形；恐惧不节伤志。"又《医学入门》说："阴寒、阳痿、里急、精漏、精少、精清、溺数"等亦名：七伤。其病理变化有阴虚、阳虚、阴阳两虚，或本虚而复感外邪，治不得当，迁延日久，遂成虚劳等等。

　　在病情发展方面又有上损及下、下损及上之变，如自上损及下者：一损肺（咳嗽）、二损心（盗汗）、三损脾（食减）、四损肝（郁怒）、五损肾（淋漓）；自下损上者：一损肾（遗浊经闭）、二损肝（胁痛）、三损脾（胀泻）、四损心（惊悸不寐）、五损肺（喘咳），此所谓上损从阳，下损伤阴。

在治疗方面，宜注意补脾、或补肾：如肺伤补脾、肝伤补肾，子母并育，使病体容易恢复。但以脾胃为生精化气之源，故治虚劳以能食为主要。

在辨证方面，第一若重阴阳气虚。《内经》云："阳虚生外寒，阴虚生内热。"凡见怯寒、少气、自汗、气喘、腹胀、便溏、食少、脉象虚缓，皆是阳虚证状；若见盗汗、怔忡、咳血衄血、经闭骨蒸、手足烦热，脉象浮数无力，或沉细而数等，都为阴虚证状。

本病发生的原因亦有多端或由于精血未满、早年斫伤；或为案牍烦劳，心神亏损；或为六淫七情之侵，持续日久，耗损真元。在临床上观察，可分为阴虚、阳虚两端。《金匮》言："男子脉大为劳，脉极虚亦为劳。"一言阴虚，一言阳虚，意者肾精损，则真水不能配火，故脉大；脾气损，则谷不能内充，故脉虚。《内经》云："损其脾者，调其饮食，适其寒温；损其肾者，益其精。"又内有干血劳，余在临床上每多见之。系血液枯涸，或劳动过度，积极伤阴以及妇女经血久闭，血热积久不愈，以致新血难生，积热难迟而成干血劳病。

又有肺劳病，如传尸劳、尸注、鬼注、殗殜、骨蒸潮热等统名劳瘵。它的发病原因，除因酒色、七情、内伤等外，古来医家都提到外来因素，如《巢氏病源》

说："死后复易旁人乃至灭门以其尸病注易旁人，故谓尸注。"是劳瘵与虚劳有不同之处者，有痨虫食入脏腑，其特点为劳瘵病能够互相传染，其治法亦与虚劳有同中之异。

按虚劳不外乎阴虚、阳虚两端，其治法宜于补脾补肾。盖脾肾者，以水为万物之源，土为万物之母，二脏安和，一身皆治也。如阳虚者，气弱倦怠懒动，动则气喘、自汗少食、身体疼痛、脉象虚缓，治宜扶阳固卫，拯阳理劳汤主之（黄芪，蜜炒五钱、党参五钱、当归三钱、野术四钱、广皮钱半、北五味一钱、肉桂一钱、炙甘草钱半、生姜三片、大枣三枚）。

小建中汤亦主（白芍八钱、桂枝四钱、甘草二钱、大枣四枚、生姜三钱、饴糖二两）。

归脾汤亦主之（西党八钱、白术五钱、当归四钱、黄芪六钱、云神四钱、远志蜜炒二钱、枣仁三钱、广木香一钱、福圆三钱、炙甘草二钱、生姜三钱、大枣四枚）。

如失精梦交，以桂枝龙骨牡蛎汤治之（桂枝三钱、白芍四钱、龙骨四钱、牡蛎四钱、矢甘草钱半、生姜三钱、大枣四枚）。

如挟外邪，寒热错杂者，薯蓣丸主之（薯蓣两半、人参三钱、白术四钱、茯苓四钱、甘草一两、当归五

钱、大枣二十枚、桔梗三钱、杏仁三钱、桂枝四钱、
芍药四钱、白敛钱半、川芎二钱、麦冬三钱、阿胶四
钱、干姜二钱、防风三钱、神曲四钱、柴胡三钱、豆
黄卷四钱、于地黄六钱，上二十一味，末之炼蜜为丸，
如弹子大，空腹酒服一丸。一百丸为剂）。

如脾胃虚弱，肺肝有热，咳嗽吐痰，脉象虚弦者，
六君子汤加桑、麦、柴、芍主之（玉竹一两、野术四
钱、法半夏三钱、广皮二钱、茯苓五钱、桑皮三钱、
麦冬四钱、银胡三钱、白芍四钱、甘草一钱、生姜三
钱、大枣四枚）。

附案：左某，男性，年三十许。病虚劳咳嗽吐痰，
身体倦怠、面色㿠白，大便常溏，脉象虚弦带数。医
者进以甘寒则大便更溏。用
以温补则唇口现热，缠绵半年，饮食减少，精神
日差，召余诊之。
余曰此脾土既虚，肺肝有热，以脾恶寒，肺恶燥
也，拟六君予汤加
桑、麦、柴、芍与之十余剂而瘥。
如阴虚火动，骨蒸潮热，咳嗽痰多，心烦短气，
饮食减少，咽干口烁，脉象虚数，治宜养阴和营，拯
阴理劳汤主之（生地四钱、当归四钱、白芍四钱、麦

冬四钱、西党四钱、北味一钱、淮山药六钱、橘皮钱半、丹皮二钱、炙甘草钱半、生苡仁五钱、生姜三片、大枣三枚、连子四钱）。

张氏醴泉饮亦主之（生地四钱、淮山药八钱、人参钱半、赭石八钱、牛子炒三钱、天冬四钱、炙甘草二钱、玄参四钱）。

八仙长寿丸亦主之（熟地八钱、淮山药八钱、枣皮三钱、泽泻三钱、丹皮三钱、云苓四钱、麦冬五钱、五味钱半）。

百合固金汤亦主之（熟地六钱、生地四钱、玄参四钱、尖贝二钱、白芍四钱、当归四钱、桔梗三钱、麦冬四钱、百合八钱、甘草二钱）。

丹溪理阴汤亦主之（生地四钱、熟地四钱、地骨皮三钱、玉竹五钱、白芍三钱、阿胶三钱、青蒿三钱、天冬三钱、麦冬三钱、炙鳖甲五钱、鸡子黄一个冲服）。

秦艽扶羸汤加白芍亦主之（秦艽三钱、玉竹一两、鳖甲四钱、银胡四钱、白芍四钱、地骨皮四钱、当归四钱、紫菀三钱、法半夏四钱、炙甘草二钱、生姜三钱、六枣四枚）。按此方治劳虚骨蒸或寒或热，咳嗽声嘶，体虚自汗，四肢倦怠，甚则痰中带血，脉象弦数，治以清金润肺而无效者，余辄用此方多获良效，姑以志之。

又因房劳过度损伤元阳困倦食少，使溏腰痛阳痿等证，宜肾气丸主（熟地八钱、山茱萸四钱、淮山药六钱、云苓四钱、泽泻三钱、丹皮三钱、附片四钱、肉桂三钱）。

按治阴虚劳，纯以滋水为主，水足则火藏于水中矣，水虚而火无所附，飞越于上则逼血妄行，克金则咳嗽不已，灼津液则饮食变为痰涎，蚀肌肉则形骸为之骨立，精竭神枯，脉之所以细而数也，余每见患阴虚劳到极危之候，喉痛、声嘶、两颧发赤，则系水涸火越，至此无可救药矣。

又有血劳证，肌肤甲错，身体羸瘦，腹满不能食，两目黯黑，经水久闭，骨蒸盗汗，午后颧红，手足心热，夜眠不安，烦热而渴，治宜攻其瘀血，与百劳丸（当归四钱、乳香三钱、没药三钱、人参钱半、大黄二钱、桃仁三钱、虻虫一钱、水蛭一钱）。

又肺劳证，在治疗原则上认识到肾为先天之源，脾为后天之本，益水可以制火，脾土不败则精气归肺，火不灼金则肺气自安。一般肺劳多出现阴虚证状，如阴不足，则相火上亢，火亢则灼肺，故致颧红易怒，甚则咳血、潮热、盗汗诸症并作，故治肺劳首在养阴清火，选用甘寒、苦寒有败胃化燥之虑，不可不慎，但肺喜润脾喜燥，一味滋润养阴则碍脾胃，一味温补助脾则先伤肺阴，因此在滋润药中必须佐以少数健脾运之药，使能摄纳运化饮食，药味之精华输于肺，然后散布五脏，流于四肢百体，以营养全身。

余在临床上遇患肺虚咳嗽者，常用补肺汤主之，多有效验（人参二钱、黄芪八钱、熟地一两、五味子二钱、紫菀三钱、桑白皮三钱、入蜜少许　和服）。

附案：余友陈某第三子，年方十三，咳嗽气喘，发热倦怠，遗精盗汗，形肉衰削。以其外祖略知医理，戒之曰：勿服参、芪、地黄等，若误服之，无药可救矣。三月弗效，延余往诊，其脉浮大按之无力。余曰：此肺肾虚也，非大剂参芪、地黄不可。其父骇曰：前医戒之甚严，而先生竟需用甚多，何大相悬殊也！余曰：此病本属危殆。若能惟余是听，不为旁听，可能转危为安，并期于三月可愈。其父信而从之。遂用补肺汤，并服归脾汤加干地黄、白芍、麦冬、五味之类，计服二十余剂，其病日渐减轻，果如所约。

若脉末大数，阴津未大伤者，余每用张锡纯之参麦汤［人参二钱半或以玉竹八钱代之、淮山药八钱、白芍四钱、麦冬（存心）五钱、半夏三钱、牛蒡子炒三线、苏子炒二钱、甘草钱半］。

滋培汤之类（生山药一两、于潜术二钱、陈广皮钱半、牛蒡子炒二钱、杭白芍四钱、玄参四钱、赭石四钱、甘草钱半）出入互用多效。

如津液大伤，脉象细数，投以参术难受者，每用保和汤（生地四钱、当归三钱、百合五钱、知母三钱、贝母三钱、天冬三钱、款冬花三钱、花粉三钱、苡仁四钱、杏仁三钱、五味钱半、紫菀三钱、桔梗三钱、阿胶三钱、百部三钱、苏叶一钱、薄荷八分、甘草一钱、马兜铃二钱、生姜三片、饴糖一匙）。

民间流传竹鸡蛋汤（生地四钱、熟地五钱、天冬三钱、麦冬三钱、川贝母二钱、阿胶三钱、白芨三钱、巴杏仁三钱、淮山药六钱、陈皮一钱、红花一钱、知母三钱、白芍三钱、百合八钱、鸡蛋三个竹签打孔，连服数十帖）。

润肺清肝汤之类治之（生鳖甲四钱、阿胶三钱、沙参三钱、天冬三钱、麦冬三钱、白芨钱半、青蒿钱半、川贝母钱半、银柴胡二钱、白芍三钱、冬虫夏草二钱、当归钱半、淮山药五钱、牡蛎八钱、磁石八钱）。但病至此，有效有不效者矣。

此虽虚劳大概的证治，然总须分别阴虚、阳虚、阴阳两虚，随证施治，实为适当。如小建中汤一方，有云：可以统治诸虚劳。究亦于阳虚者宜之；若阴虚脉数，一概用之，则贻误匪浅。我们只要洞悉此类方法，对虚劳之治疗则思过半矣。

吐血

唐容川曰：平人之血畅行脉络，充达肌肤是谓循经，谓循其经之常道也，随气周流走而不守，若外因六淫之感，内有七情之伤，则不循其常溢出于肺胃之间，随气上逆于是吐出。盖气为血之帅，血随之而运行；血为气之守，气得之而静谧，气结则血凝，气虚则血脱，气迫则血走，气不止而血欲止不可得矣。

又谓吐血之来路有二：或由背脊走入膈间，由膈溢于胃中，重者其血之来辟辟弹指，漉漉有声，其胸背必疼；又或由两胁肋走油膜入小肠，重则潮鸣有声，逆入于胃以致吐出，复多腰胁疼痛之证。由背上来者以治肺为主；胁下来者以治肝为主。

然肝肺虽系血之来路而其吐出实则胃主之也。况血之归宿，在于血海，冲为血海，其脉隶于阳明，未有冲气不逆上而血逆上者，仲景治血以治冲为要，故止血之法独取阳明。阳明之气下行为顺，今乃逆吐，失其下行之令，急调其胃使气顺吐止，则血不致奔腾矣。

其治法惟以止血为第一要法；止血之后，其离经而未吐出者是为瘀血，恐壅而成热，或变而为痨，日久变证，后患难测。当以消瘀为第二要法；止吐消瘀之后又恐血再潮动，则须用药安之，以宁血为第三法；邪之所凑，其气必虚，去血既多，阴无有不虚者矣，阴者阳之守，阴虚则阳无所附，久则阳随而亡，又以补虚为收功之法。

四者乃治血证之纲，论治血证者，昔贤虽多，而唐容川可谓独得其秘。只须分别阴阳、虚实，依其法而治之，无不应手奏效矣。但患血证者，余在治疗上见之，以本病属热证者多，属寒证者少。又每见死于热证者少，死于寒证者多也，殆医者治血证畏热药若信石，爱凉药如仙丹，即凉药选之，不任咎也，爰是而有偏重凉药之弊。总在分别阴阳，审证处方，斯无贻误。

附案：黄某，男性，患吐血，一月数发，医以一般治血之药，俱不见效，延余诊治，其脉缓弱，面色晄白，大便溏润，素喜热饮，以其中阳素虚，胃气上逆而致吐血，余以温中降逆为治。炙计草八钱、干姜炭黑四钱、北五味三钱、代赭石八钱，侧柏叶炭五钱、童便一杯对服，三剂后血即止，后以归芍六君子汤加黑姜、五味，数剂而康。

二案：湘潭市张某，男性，年四十许，于四月周因涨大水，足浸冷水，又为搬杂物过费心力，忽而口吐瘀血，经数医治疗罔效，迁延旬日，愈吐愈增，一日来余寓就诊，脉之濡缓，舌苔薄白，身无寒热，大便溏泄，口喜热饮，素视前医所用之方，悉以寒凉一般止血套药。以脉证合参，乃水寒上湿，中气埋郁，胃气不降所致，以黄坤载灵雨汤加灶中黄土主之。方中人参、甘草补中培土，茯苓、干姜去湿温寒，柏叶清金止血，丹皮疏木行瘀，黄土燥湿扶脾，尤当重用半夏以降胃气。服三剂后其血顿止。继以六君子汤加黑姜、阿胶、白芍等类，数剂而痊。

灵雨汤：人参二钱、茯苓四钱、法半夏四钱、北姜炒二钱、炙甘草四钱、柏叶三钱、丹皮三钱、灶中黄土五钱。

三案：赵某，男性，年甫二十，肄业高中，因恋爱失望，复因家事拂意悒郁成疾，遂尔吐血盈盆，召余诊治，探其脉象虚濡而迟，舌苔白润，口不喜饮，面唇苍白，为拟张锡纯之温降汤连服数剂无效，继用仲景柏叶汤亦不应。余见病势日剧，请另访高明以挽危急。乃病者因昔患痉症系余治愈，不愿易医，曰吾病须求汝任治到底，虽有他变亦无怨也。言次，适又大吐不止，见其头汗淋漓，四肢逆冷，脉微目闭，面青唇白，奄奄待毙之势，因《仁斋直指方》谓阳虚阴必走，凡大吐大衄，脉虚而迟，外有寒冷之状，非附子，干姜不足以祛其寒而温其经，遂用大剂附子理中汤加赤石脂，三剂后血止，各症悉减，继用原方去赤石脂加当归、木香四剂遂能起坐。嗣后服归脾汤加阿胶、白芍、黑姜，数剂，足不出门户，调理半年而安。

附子理中汤：人参二钱、白术八钱、北姜三钱炒黑、附片八钱、炙甘草三钱、赤石脂一两。

四案：萧氏妇者，年五十余，素禀真阴不足，形体消瘦，一日由女家归来，为跋涉所苦，忽大吐血，呼吸喘促。就余诊之，脉象微细，势剧垂危，此乃血海空虚，阴虚而阳无所附，阴阳失其平秘，疏方景岳贞元饮加黑姜，引阳归阴，四帖遂瘥，自后吐血，必用此方，方能奏效。

贞元饮：熟地一两、甘草三钱、当归五钱、黑姜钱半。

五案：湘乡西山塘，彭某，年甫五旬。因饮酒过量，复发忿怒，遂至吐血盈碗，痰嗽气喘，倚息不得卧七昼夜。六脉洪数、声壮面红。近地诸医，用止血降气之剂均不效。余用泻心汤加厚朴、杏仁、白茅根、童便服二剂后，血止气平，脉亦转缓，惟痰中尚有血丝，咳嗽未宁。继用寒降汤加侧柏叶炭再服三剂，诸症悉除。复以百合固金汤加减，以善其后。

泻心汤加味：大黄八钱、黄连三钱、黄芩三钱、厚朴二钱、杏仁三钱、白茅根五钱、童便一杯。

六案：湘乡贺某，素患吐血，遇劳即发。延余治疗，诊其脉象虚而带数，余拟用张锡苑之寒降汤加侧柏叶炭、仙鹤草，数剂而愈。

寒降汤：生赭石八钱、栝蒌仁四钱、生白芍四钱、法半夏四钱、竹茹三钱、牛蒡子炒三钱、粉甘草二钱、侧柏叶炭四钱、仙鹤草四钱。

附：花蕊石散：花蕊石煅为末，每服三钱。男用酒水调，女用醋水服。此方血止后，须服一、二次，使瘀血自化，以免后患。

水肿

　　肿之由于水气者，谓之水肿。《内经》云："水之始起也，目窠上微肿如新卧起之状，颈脉动时咳，阴股间寒，足胫肿，腹乃大，其水成矣。"又肿症，古人有气肿，水肿之辨，谓以按之窅而不起者为气，即起者为水，后人多反其说。

　　陈修园谓："气滞水亦滞，气行水亦行，正不必分。总以不起为肿甚，即起为肿轻。"余谓：陈氏此说为得诀矣。夫治水者，上肿宜发汗，下肿宜利小便，所谓"开鬼门、洁净府，宣布五阳、去苑陈莝"，故不外乎四法而已。但须分清表里阴阳，对症治疗，方能奏效。

　　如初起脉浮而紧，上焦肿甚者，宜开鬼门，治以越婢汤加味（麻黄六钱、石膏八钱、生姜三钱、甘草二钱、大枣十二枚　先煮麻黄去浮沫，后入诸药煎。恶风加附子四钱，风水加白术四钱）。

　　麻黄汤合五皮饮（麻黄三钱、桂枝四钱、杏仁三钱、炙甘草二钱、茯苓皮八钱、陈皮三钱、桑白皮三钱、大腹皮三钱、生姜皮三钱）。

附案：湘乡巴江冯某，患水肿十日矣，面目一身浮肿，恶寒无汗，脉象浮紧，医者进以五皮钦数剂，肿势不减亦不增，召余诊视。余即以原方合麻黄汤三剂，汗出而解。继以五皮饮合苓桂术甘汤，数剂以竟全功。

又气喘咳嗽，以小青龙合停 葶苈大枣治之（麻黄三钱、桂枝三钱、北姜三钱、白芍四钱、甘草二钱、细辛一钱、五味二钱、法半夏三钱、葶苈二钱、大枣四枚）。

附案：陈某之子，十岁，患水肿，咳逆气喘，倚息不得卧，喉间作水鸡声，日久不愈，邀余往诊。脉象浮紧，舌苔白润，取视前服之方，均是行气利水之剂，久而不愈。因思此证，乃系阳气不宣，水气上逆，为疏小青龙汤加葶苈大枣，服三剂遂得安卧。接服苓桂术甘汤合二陈汤加厚朴、杏仁、防己、细辛，四剂而瘳。

又如遍身肿如烂瓜状，按而㿜陷，胸腹喘满，小便涩少，咳嗽气喘。余每以导水茯苓汤，多获疗效（茯苓六钱、麦冬三钱、泽泻三钱、白术五钱、桑皮三钱、槟榔三钱、紫苏二钱、木瓜四钱、陈皮二钱、砂仁二钱、木香钱半、大腹皮二钱、灯草三十根　水煎服）。

附案：刘某，男性，五十岁，农民，住湘河口。患水肿，遍身肿如烂瓜状，阴囊肿大如吹起猪脬状，气喘咳嗽，脉搏浮大，按之无力，溲便不长，经西医治疗无效，于一九六三年三月来我院治疗。余初用导水茯苓汤服五帖，肿已消十分之五，继用苓桂术甘汤加苡仁、防己、木瓜、木香服五帖，肿已消退。再以异功散加桂、附、苡仁，以善其后。

又外而一身尽肿，而口渴便秘，气喘上逆，此为阳水也。余每用疏凿饮子加葶苈屡效（商陆三钱、羌活三钱、秦艽三钱、槟榔三钱、椒目三钱、木通三钱、泽泻三钱、大腹皮三钱、茯苓皮三钱、赤小豆二钱、葶苈三钱、生姜皮三钱 水煎服）

如下肢肿甚，小便不利，宜洁净府，用五苓散加味治之（茯苓皮八钱、白术五钱、泽泻四钱、猪苓三钱、桂枝四钱、木通三钱、防己四钱、木瓜五钱、木香一钱、槟榔三钱 水煎服）。

附案：宋某，男性，三十岁。患下肢水肿，小便短涩，腹胀，大便微泻，脉缓苔白。余用五苓散加木通、防己、木瓜、木香、槟榔治之，四剂后肿消大半，继以真武汤加防己、苡仁、木香、木瓜乃得全愈。

凡脉象虚迟、肾阳不足，水不化气，下肢肿大，气喘不得卧者，宜真武汤加椒目、肉桂、防己、木香之类治之（茯苓八钱、白术六钱、白芍四钱、附子八钱、肉桂三钱、防己三钱、椒目三钱、木通三钱、木香一钱、生姜皮三钱）。

又如肾脏虚衰，四肢浮肿，腹胀喘急，小便不利宜济生肾气丸主之（熟地八钱、山药八钱、茯苓八钱、山茱萸三钱、丹皮三钱、泽泻二钱、附子八钱、桂枝四钱、车前仁三钱、牛膝三钱）。

张景岳谓："凡患水肿等证，乃脾肺肾三脏相干之病。盖水为至阴，故其本在肾；水化于气，故其标在肺。水惟畏土，故其制在脾。今肺虚气不化精而化水，脾虚则士不制水而反克，肾虚则水无所主而妄行。水不归经则逆而上泛，故传于脾而肌肉浮肿，传于肺则气息喘急。总言之而三脏各有所主，合言之总由阴胜之害，而病本皆归于肾。"

内经曰：肾者胃之关也，关门不利，故聚水而从其类也。关门何以不利也？经曰：膀胱者州都之官，津液藏焉，气化则能出矣。所谓气化者，即肾中之气也，即阴中之火也。阴中无阳则气不能化，所以水道不通溢而为肿。故凡治肿者，必先治水，治水者，必先治气，如气不能化，则水必不利。惟下焦之真气得行始能传化，下焦之真水得位始能分清，求古治法，惟济生肾气丸，诚对症之方也。余屡用之，无不见效。

附案： 湘乡虞塘刘某，男性，五十岁。患下肢肿胀，两脚大如冬瓜状，小溲甚少，六脉沉迟，左手脉较右手脉为细，形容瘦白，询之素嗜酒色，迁延两月，经本地医疗不瘳，前来觅余诊之。

余曰："此肾脏亏损，乃水不化气耳"。用济生肾气丸加味主之。后经两旬，四易其方，计服二十余帖，咸用原方稍为加减，乃得恢复健隶。余在临床上遇此等症候，辄用此方治之，嘱其守方多服，获效者甚众。

如脉象虚迟纯阴无阳，宜宣布五阳，治以实脾饮（茯苓八钱、白术六钱、木瓜四钱、厚朴三钱、附片五钱、北姜三钱、草蔻二钱、木香钱半、肉桂钱半、大腹皮三钱、炙甘草二钱、生姜皮三钱）。

复元丹（附片八钱、木香钱半、茴香三钱、川椒三钱、厚朴三钱、独活三钱、白术五钱、桔皮二钱、吴萸二钱、桂心三钱、泽泻四钱、槟榔二钱、肉果煨二钱　上药为末糊丸，桐子大，每服三钱，紫苏汤下）。

附案： 吾乡杨某之侄，患遍身水肿，腹胀，面色苍白，二便通利，口中不渴，饮食少思，邀余诊之。探其脉搏一息三至，舌苔白滑。前服消水行气之药，日久不效，余曰：此乃阴寒水肿也。拟以实脾饮服五帖后，肿已渐消。后仍以原方加蝼蛄两只研末泡对，再服五剂而瘥。余治阴寒水肿，投以此方，屡试皆验。

又或六脉浮迟，遍身肿大，他药不能治者，余用陈修园所定之滑水圣愈汤加防己、木香取效多次（附子五钱、桂枝四钱、细辛一钱、麻黄三钱、甘草钱半、生姜三钱、大枣三枚、知母三钱、防己二钱、木香一钱 先煎麻黄去浮沫，次入诸药煎）。

又内有痰饮积聚，腹满胀大，脉象形体俱实者，宜去菀陈莝，治以舟车丸（甘遂五钱、芫花五钱、大戟五钱、醋炒大黄一两、轻粉五分、黑牵牛二两、青皮三钱、槟榔三钱、木香三钱 共为细末，糊丸如梧子大，每服五丸，日三次。斟酌病之轻重加减服之）。

大圣浚川散（大黄煨一两、牵牛一两、郁李仁一两、木香三钱、芒硝三钱、甘遂五分 共研和末，每服三钱，用生姜汁调下）按此方药味猛烈，多属浚下之品，非形体俱实者，不可轻投也。以兹治法及所采取之方，非敢谓尽为得当，但根据余在临床治疗中，均获得了满意之疗效。

附：验方秘方

（一）鲤鱼汤：鲤鱼一条、赤小豆一两、桑白皮一两、白术一两、陈皮五钱、葱白五根，水煮食之，不可放盐。

（二）鸡豆汤：黄雌鸡一只加赤小豆一升，同煮极烂连汁食之。

（三）冬瓜丸：大冬瓜一个，于头上切一孔，取出中间瓤不用，以赤小豆填满。冬瓜切口处用竹签签盖片合定，以线系牢，纸筋黄泥包裹阴干。用糠片大箩埋冬瓜在内，燃糠火煨之。候火气尽，取出冬瓜刮去泥，切成薄片，并豆焙干，共研为末，煮面糊丸，如梧子大。每服五十丸，冬瓜子煎汤送下，不拘时候，小便利为度。

（四）香薷丸：甘香薷一斤，白术七两研成细末，浓煮香薷，取汁和末为丸，如梧子大。每服十丸，白水送下，日夜四、五服。

（五）士狗子五只焙干研末，白水泡服。每服一钱，日三次。

（六）蚕豆冬瓜汤：蚕豆两碗、冬瓜皮二两，共煮食之，可速服数次。

（七）玉蜀黍须一大握、车前子五钱，水煎服。

臌胀

臌胀者，膨膨急硬，胀满不舒，腹高如鼓也。夫臌胀由何而生？若其人内有七情之伤，外有六淫之感，又饮食失节，劳役过度，则邪正相攻，营卫失和，卫气与风塞之邪客于脉中则为脉胀，留于肤中则为肤胀，日久失治则成单腹胀。

脉胀者，周身青筋胀起，络脉变色，行动不能自如，其脉涩；肤胀者，周身皮肤肿胀，鼓空鼓空（两自上下合并）然而不坚，起卧不安，行动不便，按其腹及手足窅而不起，腹色不变，脉象涩，均以木香流气饮主之（广木香三两、半夏一两、青皮八两、厚朴八两、紫苏八两、香附八两、甘草八两、陈皮一斤、肉桂三两、莪术三两、槟榔三两、麦冬三两、草果三两、木通四两、丁香皮三两、大腹皮三两、藿香叶二两、赤茯苓二两、白芷二两、白术二两、党参二两、石菖蒲二两、沉香二两、姜黄二两、川芎二两　上药共研细末，每服四钱，清水一碗半，加生姜三片、大枣三枚煎至七分，去渣顿服）。

单腹胀者，四肢不肿，脱瘦清冷，但腹胀硬。属气结者，胀而不痛；属血结者，胀而兼痛，痛在少腹，大便色黑，小便自利。属气结者，厚朴散主之（厚朴四钱、槟榔四钱、木香四钱、青皮四钱、陈皮四钱、枳壳四钱、甘遂二钱、大戟二钱　上药共研细末，每服一钱，开水送下）。

形体虚者，中满分消丸主之（厚朴炒一两、枳实炒五钱、黄连炒五钱、黄芩姜制五钱、知母炒四钱、泽泻二钱、茯苓三钱、砂仁三钱、干姜三钱、姜黄一钱、白术炒一钱、炙甘草一钱、人参一钱、猪苓一钱　蒸饼为丸，每服五钱，日三次，开水送下）。

附案：王某、男性，年四十许，农民。初患疟疾，治疗日久不愈，渐至腹胀如鼓，小便短涩带黄，形体消瘦，尚能进食，食后胀满更甚。余拟以中满分消丸，令其服二十余剂，以获渐消。但如因操劳过度，或感外邪，则有复发现象。

属血结者，和血通经汤治之（当归五钱、三棱五钱、莪术二钱、木香三钱、熟地四钱、肉桂三钱、红花三钱、贯众二钱、苏木二钱、血竭一钱　上药共研细末，和匀，每服三钱，食前温酒汤下。）按此证初起属实者，尚可治疗，若腹胀如鼓，青筋高起，最为难治。

又臌胀在女子则为肠覃、石瘕。肠覃病在气分，风寒之邪，客于肠外，僻而内著，日以益大，状如怀子，按之则坚，推之则移，月事仍以时下，以晞露丸治之（三棱一两、莪术一两、干漆，烧令烟尽五钱、川乌五钱、硇砂四钱、轻粉一钱、茴香，盐水炒三钱、青皮三钱雄黄三钱、山甲炒三钱、麝香五分，上为细末和匀，生姜汁煮面糊丸，如梧子大，每服二十丸，食前服，生姜汤下）。

石瘕病在血分，风寒之邪客于胞中，恶血留止，日以益下，月事不以时下，以见睍丸治之（附子四钱、鬼箭羽三钱，如无用穿山甲代之，肥人痰盛用南星代之、紫石英三钱、泽泻三钱、肉桂二钱、延胡索二钱、木香二钱、槟榔二钱半、血竭钱半、水蛭炒令烟尽一钱、桃仁三十个、三棱五钱、大黄二钱　研为末，酒糊为丸，如梧子大，每服二十丸，食前温酒送下）。

此等症候，余在临证上见之颇多，初起腹未大胀，饮食尚进，体未瘦削，尚可救疗，若迁延日久，腹大如鼓，青筋高起，或红丝缕缕，肌肉消瘦，六脉细数，至此难为力矣。

余忆自临证以来，对此证治愈者虽有之，但属寥寥耳。然治臌胀总须斟酌虚实辨证治疗，如患之日久，形休滑瘦，大便泄泻，饮食少思，精神倦怠，脉象虚细，此中气败也，一切攻伐在所必忌，只宜理中汤

（人参二钱、白术八钱、北姜三钱、炙甘草二钱）、圣
术煎之类治之（白术一两、北姜三钱、广皮三钱、肉
桂三钱）。或可以希万一。

附案：龙某，女性，二十八岁，住涟源。主诉初
患消化不良，食后胀满不舒，经涟源本地医师治疗，
以逐水攻积之药，服之数月，腹日胀大，于一九六〇
年三月来我院就诊。其腹胀如鼓，脉象沉迟，询之经
水尚通，窃思前服攻伐之剂过多，中气久已受伤，遂
以已补脾温中为主，余用圣术煎令服五帖，一星期后
复来就诊，谓其病无变化，请易他药。余曰：药性尚
未达耳，嘱其再进七帖。果信不疑，逾旬欣然而来，
谓腹胀已消十分之五矣。仍以原方加附片再服十余帖，
已全消。后以附子理中汤加鸡内金、枳实数帖以竟
全功。

附：单方验方
（一）贴脐法。巴豆四钱去油、水银粉二钱、硫黄
一钱　研匀成饼，先用新棉一片布脐上，内饼外用帛一
时许，自然泻下恶水。待下三五次，去药以粥补住。
（二）外治法。鲜商陆根四钱、葱白三钱，共抖烂贴
脐上，以帛缚定，水自小便出。

（三）治臌胀验方。冰片一钱、巴豆霜八分、槟榔二钱、大戟钱半、芫花钱半、川朴二钱、枳实二钱、大黄二钱半、广木香一钱二分　共研细末，身体强实者，每服二钱，早晚各一次，开水下。但体虚脉弱者，不可轻用也。

反胃（一名翻胃）

反胃者，食得入而良久反出，或朝食暮、暮食朝吐，甚或隔宿方吐是也。近世对反胃与膈食不能为辨而混同施治。但余在临证上见之，反胃与膈食之症状不同，而治法亦异。盖膈食乃胃脘津液干枯，以食物不下而阻隔也。王太仆云：食不得入是有火也，食入反出是无火也。是知膈食大都属热，反胃大都属塞。

反胃乃脾胃虚损，运行失职，不能腐熟水谷变化精微，朝食暮吐，暮食朝吐。此症属中焦下焦火衰，治宜温中以补火；若膈食系胃腑干枯，肠胃多燥，治宜润燥而养阴，一寒一热未可混同施治，余故分辨而药之。

附案：忆昔年湘乡张某，农人，年五十许，得反胃症，食入良久吐出或朝食暮吐，暮食朝吐，缠绵数月，治不获愈。延余诊视，脉象沉迟，面色惨白，体瘦如柴。询之别无所苦，惟日食水谷必尽吐出而后快，所吐出之食物臊臭逼人，不可向迩。疏方茯苓泽泻汤合附子理中汤加砂蔻、神曲、鸡内金、灶中黄土（茯苓一两、泽泻四钱、桂枝三钱、白术八钱、干姜四钱、

77

党参五钱、附片八钱、砂仁二钱、白蔻仁二钱、神曲二钱、炙甘草一钱、鸡内金三钱、灶中黄土八钱布包煎）服四剂后呕吐渐减，益服五剂，呕吐全除，惟下午食后腹中腹中胀满，后服香砂六君子汤加姜附、鸡内金、麦芽之类十余帖，已获全愈。

二案：湘乡吴某，军人，年三十岁，患反胃，朝食暮吐，暮食朝吐，未吐之先胸腹满闷不堪，吐净之后一身快然。经中西医治疗三月无效，延余诊之，脉沉迟，舌苔白而湿滑，面白，肌肉消削，体倦头晕，即疏香砂六君子加姜、附、泽泻、肉柱、鸡内金与之（党参六钱、白术土炒八钱、半夏四钱、广陈皮二钱、茯苓八钱、北姜三钱、附片八钱、砂仁三钱、丁香钱半、肉桂二钱、泽泻三钱、炙甘草二钱、鸡内金四钱）服四剂后呕吐渐稀，继服六剂渐次进食而瘥，但饱食后尚有欲呕之态，后服生附子斤余不复发矣（大生附子，以开水浸去盐味，日换开水三次，三日。外去皮放地上，四面以砖围，外以炭火烧一时，则附子尽裂，趁热没入姜汁，又如法制之，大概一斤附子配一斤姜汁，以姜汁干为度，研末蜜丸，以粟米稀粥送下三钱）。

痹症（附历节风）

　　痹者，闭也。风寒湿三气杂至合而为痹也。其风气胜者为行痹，风者善行而数变，故为行痹，行而不定，走注关节疼痛是也；寒气胜者为湿痹，寒气凝结，阳气不行，故痛楚异常；湿气胜者为著痹，肢体重著不移，或为疼痛，或为不仁。又痹症与痛风相似，但风则阳受之，痹则阴受之，以此分别则两证自不混治矣。

　　至于治法，初起不外桂枝芍药知母汤［麻黄二钱（原稿56页）、桂枝三钱、防风三钱、白术四钱、附片三钱、知母三钱、甘草二钱、生姜三片］乌头汤（麻黄三钱、芍药三钱、黄芪五钱、炙甘草二钱、乌头五钱或大附子一个代之，切片漂洗，用蜜煮透先煎）、黄芪防己汤之类为主（黄芪六钱、白术五钱、防己三钱、炙甘草二钱、生姜三钱、大枣四枚）。如经日久不愈，以三痹汤（熟地八钱、黄芪八钱、党参五钱、白芍四钱、茯苓四钱、续断五钱、杜仲五钱、牛膝四钱、秦艽三钱、防风三钱、川芎二钱、北细辛一钱、当归四钱、桂枝四钱、独活三钱、炙甘草二钱、生姜三钱、大枣四枚）、羌活归桂酒方（羌活二钱、桂枝三钱、秦芃三钱、防风三钱、续断五钱、附片三钱、当归三钱、虎骨三钱、蚕沙三钱、川芎二钱、桑枝三钱、金毛狗脊四钱、生姜三钱、大枣三枚，酒煎服）、张景岳三气饮加味等（熟地八钱、当归四钱、白芍四钱、附片四钱、肉桂钱半、白芷三钱、杜仲四钱、茯苓四钱、枸杞三钱、川牛膝三钱、老鹳草四钱、千年健三钱，水煎合酒对服）择而用之均极效验。张景岳治痹症，只宜峻补真阴宣通脉络，使气血得以流行，不得过用驱风等药再伤阴气，反增其病矣。余在临症上遇此等症候，辄用此三方，令其多服久服，无不屡试屡验矣。

附案：株洲夏某，年三十许，患下肢关节痛，步履维艰，形体瘦弱，但饮食如故，经中西医治疗年余无效，就余诊之，余以此三方出入用之，计服三月余，乃得步履如常矣。

附：历节风

一身关节疼痛，以其痛循历节，故曰历节风；甚如虎咬，故又曰白虎历节风。金匮分历节病因有四：一因汗出入水中；二因风血相搏；三因饮酒汗出当风；四因饮食味过酸咸。然风血相搏为历节风之总因。

治此病者，必辨明寒热虚实及受病之久暂，然后对症处方。如初起一身关节疼痛，步履艰难，卧床难移者，其痛或走移不定，脉象浮数，口渴便赤，皮肤灼热，或呈红痕块点，遇此症者，余每用痛风汤加甲珠辄效（苍术四钱、黄柏三钱、制南星三钱、桂尖三钱、防己三钱、威灵仙三钱、桃仁三钱、红花二钱、龙胆草二钱、甲珠片二钱、羌活三钱、白芷三钱、神曲三钱、川芎二钱、白酒一两煎服）。如初服二、三剂，依然疼痛不减，须令其多服数剂方能奏效。

附案：湘潭萧某之妻，患遍身关节疼痛，皮肤灼手，手足不能动，着席不能起者两月，经中西医治疗不效，日夜呻吟，痛楚不堪。迓余诊视，拟用痛风汤加山甲、地龙，嘱其守服八剂，服至二剂后，其夫仓皇来我家，云病已加重，疼痛盆剧。余曰：无恐也，再服二剂即止矣。愈两日，果然痛减，继以舒筋保肝散加乳没、老鹳草，用酒煎服。服十余帖，遂步履如初。又有本市朱某及罗氏均患此症，情况大同小异，余均用此法治之，均获全愈。

如身无大热，口不甚渴，脉不现数，因于寒湿者，宜辛温发散，用桂枝芍药知母汤（方见痹症）、羌防五积散（羌活三钱、防风三钱、当归三钱、白芷三钱、白芍四钱、桂枝三钱、川芎二钱缕、麻黄三钱、苍术四钱、茯苓四钱、法半夏三钱、陈皮二钱、桔梗三钱、枳壳二钱、厚朴二钱、北姜二钱、炙甘草钱半、加酒煎服）萧氏七节汤加灵仙、山甲珠［当归三钱、白芍三钱、黄芪四钱、川芎二钱、桂枝节三钱、桑枝节三个（节如大指大）、杉树节三个、土松枝节三个、竹枝节三个、苏梗节三个、甘草节钱半、威灵仙三钱、山甲珠炒钱半、加酒煎服］，以此治之，其痛必减。

但在服药过程中，痛必走移不定，不可防之畏之，所谓风者善行而数变也。接服舒筋保肝散［木瓜五钱、草薢四钱、威灵仙三钱、五灵脂三钱、续断四钱、僵蚕三钱、川牛膝三钱、土松节三钱、白芍四钱、乌药三钱、生黄芪五钱、老鹳草五钱、天麻三钱、当归四钱、金毛狗脊四钱、防风三钱、虎骨三钱（研细泡服），白酒合煎］。

附案： 杨某、男性，三十岁，农民，住湘潭市。患关节疼痛，手足肿大，肌肉消瘦，肩膊尽皆肿痛，身卧床第，经治数月不愈，邀余治之。疏方初用舒筋保肝散服十余帖，两手关节肿痛已减，继服大防风汤加味，守服月余，痛肿渐消，肌肉渐长。从此两足行立如常，且能负担。

历节风亦可与养血舒络汤［生黄芪五钱、当归四钱、续断四钱、白芍四钱、川芎二钱、防风三钱、独活二钱、秦艽三钱、茯苓四钱、细辛一钱、苡仁四钱、木瓜三钱、牛膝三钱、钩藤三钱、千年健三钱、海风藤二钱，酒水煎服]，令其多服久服。如受患日久，属虚证，身无寒热者，可与痹症混治之。

鹤膝风

　　鹤膝风者，胫细而膝肿大是也，为风寒湿三气合痹于膝而成。初起宜借用痹症历节风方法，外用白芥子一两炒研细末，以姜葱汁和酒调涂，一对时患处泡，泡干脱皮自愈。如受患日久，服散风祛湿之剂而不效者，脉象虚弱或细数，其膝骨日大而上下肌肉日枯，喻嘉言谓且未可治其膝、先养其气血，使肌肉滋荣，气血流行，急溉其将枯者其膝骨自滑。倘不如此，便用麻黄羌防一派散风之药，鲜不全枯者。故治鹤膝风者而急攻其痹，致成废疾，余亲见者屡矣。

　　余数十年来遇此症状，每用大防风汤加味（黄芪八钱、当归四钱、白芍四钱、川芎二钱、熟地八钱、漂白术五钱、党参五钱、杜仲五钱、牛膝三钱、附片六钱、肉桂钱半、羌活三钱、防风三钱、茯苓四钱、狗脊四钱、续断五钱、灵仙三钱、苡仁五钱、木瓜四钱、炙甘草钱半、千年健三钱、京老鹳草四钱、加酒煎服），守服数十余剂，间服张景岳三气钦（方见痹症）加续断、狗脊、灵仙、苡仁、木瓜及阳和汤加味（熟地八钱、当归四钱、麻黄钱半牛、北姜二钱、肉桂钱半、黄芪六钱、附片五钱、牛膝三钱、木瓜四钱、白芥子三钱、炙甘草钱半、鹿角胶四钱），如此出入服用，治愈者数十人。但此症系属慢性，难能短期奏效，医者必须嘱其患者持重守方，若信任不坚，很少能得到效果。

附案：

一、张某，男性，十五岁，学生，住湘潭县分水坳。患者素瘦弱，忽患两足疼痛，经医治疗，日见增剧，身卧床第半年，治之无效，即乘舆来我院就诊。见其两膝肿大，上下肌肉消削，状类鹤膝，跬步难移，形容憔悴，饮食不思，日夜发热，脉象虚细而数，患者亲友认为无可救药。

余用加味大防风汤嘱其多服方能取效。乃患者深信不疑，初起遂在药店配有中药二十剂服十九剂后，其兄前来告我云：药将服完，现疼痛已减，食量亦渐增加，惟肿尚未大退，是否可以再服？余嘱其仍以原方继服十剂。服完后，复乘舆就诊，探其脉象渐缓，饮食大量增加，膝肿已消十分之七。仍以原方去木瓜、苡仁、灵仙加鹿胶再服三十剂，遂得步履如故，三月余完全恢复健康矣。

二、朱某、女、廿二岁、家庭妇女，湘潭石古乡人。患者素禀气血衰弱，复患鹤膝风，经多医治疗，一年不瘥。膝骨肿大，疼痛难移，每至夜间更甚，形容消瘦，饮食少进，脉象虚细，延余诊治，余初用养血驱风舒筋活络之品速服八剂，肿痛渐消，一身自觉舒适。续拟加味大防风汤服二十剂，坐月后足能伸屈，肿痛大减，月余已能步履。终用张景岳三气饮加味，以收全功。

三、王某之妻，四十岁，家庭妇女，住湘乡山枣对河。患两膝肿大兼关节疼痛，卧床不起者半年，经过近地医师治疗无效。因远道畏难乘轿，以其弟持函前来，详载病情及脉象，乞余主方。余因未经临床，姑揣拟舒筋保肝散加味守服十五剂。甫牛月复来函告知，手足关节肿痛咸减，倚壁已稍能步履，续拟加味大防风汤，守服月余，已能独行，三月步履如常，计服本方四十余帖，最后仍用本方去灵仙、木瓜、苡仁加服十余剂，已获全愈。后来信谢云：

"良方远寄情何感，一药谁图愈久疴。"

四、王某，男性，年四十五岁，湘潭市二中炊事员，患左膝肿痛。经西医住院治疗数月，开刀两次，其肿痛异常，最后必将其患足锯断，并言其他别无办法。而王含泪坚持不肯，逐转来我院住院治疗。余初用大防风汤加味，出入加减计服三十余剂，肿痛渐消，接服张景岳三气饮加味及加味阳和汤之类，前后服百余剂，计住院四月，已得全愈出院，现已恢复工作矣。

妇女经闭

女子的正常发育，平均在十四岁的时候，应该月经来潮。内经云："女子二七天癸至，任脉通，太冲脉盛，月事以时下。"天谓天真之气，癸谓壬癸之水，故云天癸也。然冲为血海，任主胞胎，二脉流通应时而下，常以三旬一见，以象月盈则亏也。如果应来的时候而不来或月经已经来过而断就叫经闭，在未婚女子的经闭，古人称为室女经闭。

经闭的原因，大抵分为血枯、血瘀、寒凝、热涸、痰阻、气郁、脾虚等七种。

血枯经闭：有失血、盗汗、房劳多产、脾胃虚弱，以及误服汗下、攻克之药等都能招致，又或先经吐血、下血谓之脱血，致使血枯亦月事不来也。其症状面色苍白带黄，形容消瘦，皮肤干燥，头目眩晕，精神倦怠，心悸不宁，大便干燥，月经色淡量少，脉象虚细治宜四物汤合柏子仁丸（熟地八钱、当归四钱、白芍四钱、川芎二钱、牛膝四钱、续断四钱、泽兰叶三钱、卷柏三钱、柏子仁五钱）。八珍汤加阿胶、续断、丹参、香附、泽兰叶亦治之（熟地八钱、白芍四钱、川芎二钱、当归四钱、西党六钱、白术五钱、茯苓四钱、甘草二钱、阿胶四钱、续断四钱、丹参五钱、香附三钱、泽兰叶三钱）。

室女经闭也有因其他疾病引起气血不足而形成的；又有室女饮食如常而天癸不至，只是气血不足往往有之，服药疗其杂病经自流通与血枯经闭殊有轻重之分，至于暗经、歇经、石女等异常生理应当与经闭加以鉴别。

血瘀经闭：血脉阻滞，中有干血经闭不行，其症状面色苍黯，皮肤干燥如鱼鳞状，口燥不欲饮水，胸腹胀满不舒，小腹拘急胀硬、按之痛甚，痛连腰髀，小便微难，大便燥结，舌质黯红，或赤紫斑点，脉象结涩，治宜通经丸（归尾、桃仁、大黄、丹皮、干漆炒烟尽、肉桂、牛膝、莪术，以上各一两、三棱醋炒五钱、麝香八分、共为细末以皂角五钱、芫花二钱、煎水糊为丸如梧子大，每服五十丸米饮下），产宝方亦治之（牛膝、大黄、桃仁、细辛、当归、川芎、水蛭、糯米炒黄等分，共为细末，炼蜜为丸如梧子大，每服二十丸酒下）。

寒凝经闭：寒气客于血室，血凝不利，故经闭不通，其状面色青白，腰酸腹痛，四肢冷闭，脉象沉迟，唇淡舌白，治宜五积散加味（麻黄二钱、苍术三钱、白芍三钱、当归四钱、川芎二钱、枳壳二钱、桔梗三钱、北姜三钱、茯苓四钱、厚朴二钱、法半夏三钱、甘草二钱、桂枝三钱、白芷三钱、陈皮二钱、吴萸三钱、香附三钱、艾叶二钱。方内除桂枝、白芷、陈皮外余药均用酒炒）。又温经汤加香附、玄胡索亦治之（西党六钱、麦冬八钱、当归四钱、川芎二钱、白芍四钱、吴萸三钱、桂枝三钱、丹皮三钱、阿胶四钱、半夏三钱、生姜三钱、甘草二钱、香附三钱、玄胡索二钱）。

附案：有赵氏妇者，年方三十岁，尚无生育。忽经停三月，食欲正常、二便如故，惟四肢冷痹，小腹时有隐痛。初起未审是停是娠，以其夫婿认定是病，且其乳头不变色，又无恶阻现象，唇淡苔白，切其脉搏沉迟，娠殊未确，滏以温经汤加香附、玄胡索服四帖后，小腹痛止，父服四帖，经即得通。后同患此病者三人，均用此方治之而瘳。

热涸经闭：因患潮热，消烁血液，或因胃火消烁者，均能酿成经闭。其症状面黄颧赤，心烦唇燥，口苦咽干，肌肉消瘦，入夜潮热，睡眠不安，大便结燥，舌苔干燥，脉象弦数，治宜二黄散（大黄三钱、生地黄五钱　共为细末作一服，空心好酒调下，可连服数次）。一贯煎亦治之（生地五钱、当归五钱、沙参三钱、麦冬三钱、川楝子五钱、枸杞三钱，水煎服）。

痰阻经闭，大抵因湿痰多与脂膜壅塞遂致经闭，其症状身体肥胖，面色浮黄，胸闷脘胀，痰多时易呕恶，白带甚多，口中淡腻，舌苔滑白，脉象弦滑，经色淡而反多，经期屡愆，或数月一行，治宜苍莎导痰丸（苍术、香附各二两、童便、陈皮、茯苓各一两半、枳壳、制南星、法半夏、炙甘草各一两，生姜自然汁浸，共细末面饼为丸，如梧子大淡姜汤送）。

气郁经闭：因忧郁烦恼，心念不逐所致，内经云："二阳之病发心脾有不得隐曲，其在女子不月。"其症状面色黯淡苍白，精神抑郁，头晕肋痛，胸闷纳少，嗳气吞酸，腹胀时痛，肠鸣气急，腰酸带下，脉象弦涩。治宜四制香附丸（香附一斤，分作四股，酒、醋、童便、盐水各浸三日煮干，乌药半斤制同香附，共为末，每服二钱，白汤下。）；又开郁二陈汤亦治之（即二陈汤加苍术、香附、青皮、莪术、川芎、槟榔、木香、生姜，此方宜体胖兼多痰湿者）。

脾虚经闭：脾胃不和，饮食减少，或因营养不良不能生血，故致经闭。其症状面色苍黄、皮肤浮肿，四肢清冷，头晕乏力，心悸气短，有时腹胀，口淡乏味，食量减少，不易消化，恶心欲呕，脉象虚迟，常多白带。治宜归脾汤加阿胶、艾叶、香附（西党六钱、白术五钱、黄芪六钱、当归四钱、云神四钱、远志二钱、枣仁四钱、木香一钱、阿胶四钱、艾叶三钱、香附三钱、桂圆五粒、炙甘草二钱、生姜三钱、大枣四枚）；又归芍六君子汤加香附、艾叶之类亦治之（西党六钱、白术六钱、茯苓四钱、法半夏三钱、陈皮二钱、炙甘草二钱、香附三钱、艾叶三钱、生姜三钱、大枣四枚）。

但月经有一年一行的谓之避经；有三月一行的谓之居经；有长久不行的谓之暗经；还有歇经，石女等，这均属异常生理，与各种经闭殊有区别。

附：一般经闭单方土方

超居如常、饮食如故，形容亦如平常，脉象亦无变异，且无其他疾苦，病原复杂不拘那经者。

一、茜草一两，绍酒煎服。

二、蚕沙炒黄四两，用无灰酒一壶，浸一宿，煮滚澄清去砂，每日温服一盏。

三、生山楂一两、当归五钱，酒水煎加红糖冲对服。

四、五灵脂一两，研细末醋丸如绿豆大，每服三钱，清酒下。

五、丹参、茜草根、卷柏、香附、鸡血藤、月月红花各等分，共研细末，面糊丸如梧子大，每服三钱水酒调下，日三次。

草药方

一、生香附一两，生韭荣菀一两，二味抖溶揪汁加红糖一两，童便半杯，用白酒煮开泡服。

二、甜乌泡根一两，土牛膝五钱，乌药三钱，艾叶三钱，水酒合煎加童便对服。

三、土丹参一两，血当归一两，益母草一两、鸡血藤一两煎水对甜酒服。

子宫脱垂

妇人阴户内有肉挺出下堕，名叫阴挺。多数见于产后，俗称产肠不收，或叫癞葫芦。丹溪又称为阴癞（原稿67页）。查本病病源，据三因方说："妇人趣产劳力努极致阴下垂如脱肛状及阴下挺出逼迫肿痛，或举动房劳皆能发作。"但是在临床上看到的阴挺，有平常劳动过度而发生的，有因湿热下注而发生的，不一定完全因于产后。查主要原因，多是由于气虚，先有气虚的主因，再加上劳动过度，或使秘努责，或湿热下注等病因，然后才能形成。本病治法，以补气升提为主，由于湿热下注的，清热利湿为治。

气虚的阴挺下脱面色恍白，身体怯寒，精神疲乏，头昏气短，大便溏薄，小溲量少，舌淡少苔，脉象虚弱，治宜补中益气汤加味（黄芪八钱、当归四钱、白术五钱、升麻三钱、党参八钱、广皮二钱、柴胡三钱、枳壳三钱。如龙骨、牡蛎、乌梅、山萸黄之类均可加入）。

附案：胡某之妻张氏，年四十岁，产后月余，因挑水后忽患子宫下脱，医之逾旬无效，延余诊之。切其脉象虚缓，气向下堕，头昏体倦，素视前医之方，乃补中益气加味，当其夫云此方服二剂无效。

余曰：方犹前也，毋庸疑阻，但嫌分量尚轻也。乃就原方加重分量一倍，嘱以一剂不应，必连用二剂或三剂、五剂。幸其夫坚信不疑，连服七剂，其子宫完全取上矣。

后治同类者数人，都用此方获效。收脱汤亦治之（黄芪八钱、续断五钱、菟丝五钱、山茱萸四钱、柴胡三钱、升麻二钱、桔梗三钱、益母草五钱、莲蓬壳一个，水煎服）。

湿热的阴挺肿痛，心烦内热，或身热自汗，口苦苔腻，胸闷不舒，大便秘结，小便热赤，脉象滑数，治宜龙胆泻肝汤为主（龙胆草三钱、生地六钱、山栀三钱、黄芩三钱、当归四钱、木通三钱、柴胡三钱、甘草二钱、车前仁三钱、泽泻三钱）。

如上述湿热不太重而兼血虚者，则面色萎黄，形容枯瘦，头晕心悸，手心发热，脉象细数，治宜当归散为主（当归一两、黄芩一两、牡蛎两半、赤芍五钱、刺猬皮一两、共为细末，每服三钱，食前温酒调下）。

附验方、土方

加味胎盘丸：胎盘洗净焙研成粉、乌梅皮一两，团鱼头一个，均用醋浸，炒燥，研细末和胎盘粉共为丸，如豆子大，每服十五丸，空心温酒下，日二次。

又方：蚌肉四两、醋浸后加橘皮五钱、生姜一两，共煮食之。

土药

一、土人参一两、金樱子三两、芡实一两、首乌一两、锁阳一两、水煎服，可当茶喝。

二、海螵蛸一两、煅龙骨一两、明矾一两，煅枯共研细末，分作十日服，每服一钱，白酒调下，日二次。

三、杨梅树根一两半煮鸡蛋吃。

四、鸡蛋一个，顶上开一孔，用荜拨一钱研细，五味五粒均纳蛋内，蛋孔用纸封固，放饭上蒸熟，每晚服一个，连服七天。

坐药方

一、乌梅肉五钱、石榴皮五钱、白芷三钱、明矾三钱，共为细末炼蜜为丸六粒，每用二粒入阴道内（加冰片少许更好）。

二、煅龙骨五钱、五倍子三钱，白芷三钱、明矾三钱，共研细末蜜糊为丸，分作六丸，每日以二丸，纳入阴道内。

三、枳壳、诃子、五倍子、白矾等分煎汤熏洗。

治阴痒方

一、紫贝齿八钱，醋浸煅七次、苡仁六钱、防风三钱、贯众五钱、皂茨三钱、水煎服，可服十余次。

二、龙胆泻肝汤加蛇床子四钱、苦参四钱，水煎服。

三、桃仁抖烂七粒、雄黄五分、用鸡肝切片裹药末，夜分纳入阴道内，次晨取出。

四、鲜桃叶抖烂，棉裹塞阴道内，吕三易。

五、猪肝切断五寸，或鸡肝一块，绳系纳阴道中半日，引虫入肝取出立效。

六、蛇床子一两、艾叶三钱，白矾五钱、杏仁三钱、苦参五钱，煎水洗之。

七、苦参一两、黄柏五钱、蛇床子一两、白矾三钱，煎水乘热洗之。

治阴道糜烂方

一、硼砂三钱、扫粉钱半、冰片五分，共研细末，用蚌肉裹细末，纳阴道内，日换二次。

二、海螵蛸五钱、明矾一钱、苦参一两，共研细末蜜调作饼，以纱布包裹，塞阴道中。

小儿疳症

　　小儿疳症亦属恶候，十六岁以前谓之疳，十六岁以后谓之劳。薛氏曰："疳者也，因脾胃津液于涸而成此病。"但导致疳症的原因很多，有因乳汁缺少，早饲粥饮，或因恣食肥甘、杂物，由于食物太杂，不能消化；或饮食不洁，影响脾胃积聚多而生内热，热则伤阴，脾胃津液受伤；或因病误投药物，攻伐太过，脾阴受损，津伤则生内热，以致头皮枯涩，毛发焦稀，腮缩鼻干，脊耸体羸，斗牙咬甲，揉鼻挖耳，烦渴自汗，肚胀潮热，脐突齿露，尿如米泔，酷嗜瓜果、泥炭等物，外则肢体生疮，是其候也。

　　疳之纲领有五：脾疳、肺疳、心疳、肝疳、肾疳，名有多端，理惟一致。

　　治此症者不外调其脾胃，清其热，消其积，化其虫，育其阴而已，前人治疳多以集圣丸为主方。如陈飞霞所说，其五疳兼症以本方从权加减可也。但临床时还应根据小儿体质强弱，结合具体病况适当运用。

　　如体质强壮者，先去其积，后扶脾胃；体质衰弱者，先扶脾胃而后消积。

至于五疳症状：

一、脾疳，又名肥疳，症见面黄肌瘦，困倦嗜卧，乳食少思，喜食泥土，头大项小，发稀作穗，间或泄泻，昼凉夜热。治以集圣丸（芦荟二钱、五灵脂二钱、夜明砂二钱、砂仁二钱、木香二钱、陈皮二钱、莪术二钱、使君肉二袋、黄连三钱、川芎三钱、干蟾蜍酥炙三钱、当归钱半、青皮钱半，共研细末，猪胆汁二个和曲糊为丸，每服一钱，米饮下）。如脾胃虚者用肥儿丸（人参二钱半、白术五钱、茯苓四钱、黄连二钱、胡黄连五钱、使君肉四钱、神曲三钱半、山楂肉三钱半、炙甘草钱半、芦荟二钱半。共研细末，黄米饭为丸，如黍米大，每服二三十丸，米汤下）。又用柴芍四君汤加味极效（党参五钱、白术四钱、茯苓三钱、柴胡二钱、白芍三钱、黄连钱半、胡黄连二钱、五谷虫二钱、鳖甲三钱、鸡内金三钱）。

附案：吾乡陈君之子，仅四岁，患疳积，多医治不愈，延余诊之，症见面黄肌瘦，腹胀，大便时泻，发热口渴，脉象虚数，余初以肥儿丸服四帖，发热口渴已减，脉亦稍缓，继拟柴芍四君，仿萧琢如加黄连、胡黄连、五谷虫、鳖甲、淮山、鸡内金等品十余剂，诸症渐退，最后服参苓白术散去桔梗加柴胡、白芍、黄连、使君肉，数帖平复如初。

二、肝疳，又名筋疳，症见头发竖立，面目爪甲色青，眼多眵泪，隐涩难睁，白膜遮睛，摇头揉目，腹大青筋、身体羸瘦，躁渴烦急，粪青如苔，治以集圣丸去莪术、砂仁、木香加胆草、栀仁、天麻、防风、蝉蜕各二钱、青黛钱半；布袋丸亦治之［夜明砂一两、芜荑一两、使君肉一两、芦荟煅一两、人参三钱、白术一两、茯苓一两、鸡内金四钱、甘草四钱，共研细末，粥汁糊为丸，如弹子大，用稀布袋盛之，挂当风处吹干，每用一粒，放（原稿71页）水服之］。

三、心疳，又名惊疳，症见惊悸不安，浑身壮热，颊赤唇红，胸膈烦闷，口舌生疮，咬牙弄舌，喜伏地卧，治宜集圣丸去莪术、砂仁、青皮、陈皮、川芎、木香加生地、茯苓、胆草各二钱、朱砂、甘草各一钱。

四、肺疳，又气疳，症见鼻下赤烂，手足枯细，口中腥臭，或作喘咳嗽，右腮㿠（原稿72页）白，治宜集效丸去莪术、砂仁、青皮、川芎、木香加桑皮、桔梗、苏叶、阿胶、炙甘草各二钱。外用泽兰叶、铜绿、轻粉等分为末贴烂处。

五、肾疳，又名骨疳，症见两耳内外生疮，脚如鹤膝，头缝不合或齿缝臭烂，变成走马疳。治宜集圣丸去莪术、砂仁、青皮、陈皮、木香、灵脂加淮山、山茱萸、茯苓、熟地、丹皮、泽泻。

其余各疳，名称尚多，诸书皆有记载，未及复赘。至于治疗，随症施治可也。

附：治疳症普通方

安虫丸：芦荟二钱、溏灵脂二钱、夜明砂二钱、使君肉二钱、党参四钱、黄连二钱、苦楝根白皮二钱、贯众二钱、芜荑二钱、槟榔二钱、干蟾蜍酒炙二钱、南木香二钱。此方治诸疳有虫者。

又方：夜明砂四钱、石决明八钱、车前草兜五个、谷精草三钱、鸡肝一具，将上药同煮熟，去药取汤、与鸡肝食之。

又方：制甘石六钱、赤石脂五钱、辰砂四钱，青黛二钱、滑石五钱、胡黄连五钱、石决明煅一两，共为极细末，每服五分，用不落水鸡肝一具，竹刀切开，将药末放入，蒸熟食之。

又方：青葙子、洋苋荣子、茺蔚子、百草霜各等分，用连胆猪肝一具，将药放猪肝胆内，外以草纸包裹，放火内煨熟，取出研细，每用三四钱，开水泡服。

以上三方治疳症，目生翳膜及夜盲等症。

又治痔症简便方：

一、粪蛆不拘多少，用水洗净，放钿末糠内任蛆食糠一天半（不可过久），将蛆焙干研末，每用一钱，加白糖少许，开水泡服，连服三、四天。

二、癞蛤蟆一个、砂仁三钱、将蛤蟆剖开，去肠杂，放砂仁于腹内，用线缝好，外以黄泥包裹，放火内煨，去泥，焙干研末，每服五分，开水下，日服三次。

三、治诸痔头面生疮，烂成孔凹，用蒸糯米饭取饭盖四边滴下汽水以碗盛取，滴洗疮上数日即愈。

四、治走马疳，齿龈腐烂，黑臭者，用人中白煅红一两、儿茶五钱、黄柏一钱、薄荷一钱、青黛一钱、冰片三分，共研极细末，先以温水漱口，然后吹药于患处，每日六、七次。

五、胡黄连五分、胆矾钱半、儿茶钱半，共为细末搽之。

六、海螵蛸三分、白芨三分、轻粉一分，为末掺之。

小儿蛔虫

小儿虫症，亦属恶候。盖由小儿脾胃虚弱，多食甘肥生冷，留而为积，积化为虫，时发腹痛，以手摸之，腹内有块或一条梗起，痛有来处，时作时止，呕哕吐涎，口出清水，一般均有面部白斑，唇内有颗粒小点，眼眶鼻下色暗，鼻痒，夜卧龂齿，眼白有蓝点，喜食香燥食物，或喜食泥土、茶叶、木炭之类，六脉洪大是其候也。治宜：

化虫丸：芜荑六钱、苦楝根皮酒浸焙六钱、槟榔四钱、焦白术四钱、木香四钱、陈皮四钱、神曲四钱、雄黄钱半，上药共研细末，面糊为丸如梧子大，每服三钱，使君肉煎汤送下。

安虫散：胡粉炒黄三钱、榔掷三钱、川楝三钱、鹤虱三钱、白矾二钱半，上药共为末，每服五、六分，痛时米饮调下。

苦楝根白皮汤：苦楝根白皮五钱，煎汤服之，但脾胃虚寒者不宜用。掘苦楝根须每年结子者方是母树，其根专取土中者，浮于土面者有毒，不可用。又煎苦楝根皮汤宜在别室，不可使儿闻其药气，如闻其气，虫即潜伏矣。候药熟以鸡蛋与儿贪即服药，半日不可饮食，候虫下后，方饮食之。

乌梅丸：治伤寒厥阴证，吐蛔腹痛呕吐，手足发厥，属寒热错杂者。变作汤剂亦可。

乌梅醋浸焙七个、北细辛一钱、桂枝三钱、人参二钱（或党参五钱）附片四钱、黄柏二钱、黄连三钱、干姜三钱、川椒三钱、当归三钱。

集效丸（变作汤剂）三因方治虫啮腹痛作止有时，大便秘者。

大黄六钱、鹤虱三钱、槟榔三钱、诃子皮三钱、芜荑三钱、广木香一钱、干姜三钱、附片四钱、乌梅五个。

附案：湘潭歇马张某之子，才八岁，初患腹痛吐蛔，医以乌梅丸与之，其痛遂止，但愈而复发，医辄以原方服之，讵久之服原方亦不应，叫喊半月，易医数人，无方蠲痛。乃张君与余同乡，一日邀余过诊，询其三日不大便矣，腹痛时止时作，痛时狂叫，声开户外，口渴不食，脉之浮缓，舌苔黄白，余以集效丸主之，服二帖后，大便通利，其痛渐稀，再服二剂，大便下死虫百余条，痛悉除，嗣后以理中安蛔丸加味，不复作矣。

温脏丸：（变作汤剂亦可）治脏气虚寒，虫积逐去而复生者，温健脾胃以杜其源。

人参一钱（或用党参四钱）、白术四钱、当归四钱、茯苓四钱、川椒三钱、细榧肉三钱、使君肉三钱、槟榔三钱、北姜三钱、吴萸二钱、神曲三钱。

驱虫丸：使君肉、榧子肉、槟榔、甘草各等分，饭糊为丸，如梧子大，每服十丸，米饮下。

理中安蛔丸：下虫后，宜急健脾温胃。

党参五钱、白术四钱、北姜三钱、川椒三钱、白芍三钱、吴萸钱半、茯苓四钱、乌梅三个。

另附医案三十二则

伤寒坏症

（一）

邓某，男，四十余岁，住湘潭歇马。初患伤寒，治经十日未愈，身热烦渴，口喜热饮，有时面颊发赤，大便泄泻，食欲不进，舌苔两边白润，中间深红干燥，脉象浮数无力。余沉思久之，此手足少阴同病也。

盖少阴上火而下水，故证见下寒而上热，遂疏益元汤与之（附片四钱、干姜二钱、艾叶三钱、黄连二钱、知母三钱、人参二钱、麦冬四钱、五味二钱）以干姜、附子、艾叶回其下焦之阳，合生脉黄连知母以清上焦之热。服三帖上证渐减，自此化险为夷矣。继服四阳反本汤加黄连，三帖而瘥。（附片四钱、干姜二钱、人参二钱、麦冬四钱、五味二钱、腊茶三钱、陈皮钱半、黄连一钱、炙甘草二钱、白蜜三匙对服）。

（二）

湘乡县城四牌楼廖某之子，患伤寒治不得当，酿成大热烦渴，但喜热饮，烦扰无聊，大便泄泻，有时面颊发赤，粒米不入口者四日矣，脉象虚数，舌苔两边白润，中间红燥。廖某仅有一子，视若掌珠，日延数医，有用葛根黄连黄芩者，有用附桂理阴者，议论分歧，莫衷一是，举室仓皇，无所适从。

其父泫然向余曰：吾子乞予放胆治之，虽有不测之虞，誓无怨焉。余曰：此上热下寒症也。遂疏益元汤与之，如无疑阻当立效，服三帖果愈大半。

（三）

湘乡王某，男，年二十余，教员初患伤寒，久之变成温病，表里皆热、皮肤灼手，口渴引饮，脉数无伦，唇燥舌焦黑裂。前医服苦寒甘寒之剂，愈治愈剧，渐至神昏谵语，扬手掷足，狂躁至极，甚至逾墙爬壁，莫敢向迩。

延余诊之，见其两目淡红，声音低小，下午两颧发赤，脉虽数细而无力，此虚阳上浮证也。乃用反治之法。经曰：从者反治。为疏孙真人十味地黄丸与之（熟地八钱、山药六钱、泽泻三钱、丹皮三钱、茯苓四钱、山茱萸三钱、附片四钱、肉桂钱半、玄参四钱、白芍四钱）。

当时尚有前医在座，极不同意与服，曰：如此热证竟用桂、附，不啻火上加油。余曰：舍此吾无办法。其父见余毅然决然，乃与半剂勉饮之，良久俟无反应。是夜尽进一剂，翌晨询之平稳。益服一剂，脉之似稍见缓，嘱其放胆再进二剂，躁扰渐平，入夜稍得安卧。

余见阳已回而真阴久伤，附、桂不宜再服，仍以甘润养阴，改用一甲复脉汤加玄参（干地黄八钱、白芍六钱、麦冬五钱、阿胶四钱、炙甘草四钱、玄参四钱、生牡蛎八钱）四剂舌渐转润，神识日清。

后用大定风珠方加减数剂（白芍五钱、阿胶三钱、生龟板四钱、干地黄八钱、麻仁二钱、五味二钱、生牡蛎四钱、麦冬六钱、生鳖甲四钱、炙甘草四钱、生鸡子黄二枚）调理浃旬而安。

麻症

吾乡萧某之子，三十年前年甫十岁，夏初出麻，已延麻医专科正服清热解毒之剂，忽面色惨白，吐泻交作。余距伊家匪遥，邀余诊视。脉搏迟缓，舌虽黑而湿润，唇虽焦而带淡，此乃实热化为虚寒，若再与寒凉克消，势必入咽即危。

窃谓当此一发千钧之候，急用温补或可挽回造化之力，乃疏附子理中加黄芪、当归与之（人参二钱、白术四钱、干姜二钱半、附片五钱、黄芪米炒四钱、当归士炒三钱、炙甘草钱半），举室皆疑骇，幸适有明理老人在座，笃信余，力主用之。服二剂吐泻顿止，各症渐除。

但此症乃热病所变，苟非脉迟肢冷、面白、舌润、吐泻等证状出现，此方不可试也。

胸腹胁痛

左某，男，年五十余，教且。患右边胸腹胁痛，牵引小腹亦疼，治经浃旬不愈。西医谓系肠阻塞，非开刀无法治疗。乃病者不从，即来我院就诊，脉浮弦，舌苔黄白，间有往来寒热，余用吴鞠通之柱枝柴胡各半汤加味（人参钱半、桂枝三钱、白芍三钱、柴胡三钱、黄芩酒炒二钱半、半夏三钱、吴萸二钱、川楝子三钱、小茴二钱、广木香钱半，甘草二钱、生姜三钱、大枣四枚），三帖其痛渐除。

后服张景岳暖肝煎加白芍、川楝子（茯苓五钱、当归四钱、肉桂二钱、乌药三钱、小茴二钱、枸杞四钱、沉香一钱或广木香一钱代之、白芍四钱、川楝子三钱）四帖而痊。

中风

　　湘潭市熊某，男性，年四十余岁，身体肥胖，先晚睡时无恙，翌晨不能起床，神识语言如故，全无痛苦，一身不能举动，形成木呆，舌苔薄白，脉象浮缓。

　　余思此病乃风寒骤入，闭塞毛窍，阻滞营卫不行也。用小续命汤（姜蚕八钱、防风三钱、桂枝三钱、麻黄三钱、杏仁三钱、西芎二钱、白芍四钱、黄芩二钱、防己二钱、附片四钱、炙甘草二钱、生姜三钱、六枣四枚），取其去风走表，安内攘外，服三剂，遂能行走如故。又湘潭市某少年，类患此病，亦用此方服三帖顿愈。

消渴

（一）

朱某之妹，年甫及笄，湘乡巴江人。患消渴引饮，粒米不入口者已达两旬，且恶闻食臭，形容消瘦，终日伏儿上，声微气短，脉象沉细而数。前医或用生津养阴之品数十剂，如石投水。

延余治，余用附子理中汤加天花粉（人参二钱、野白术五钱、干姜三钱、附片六钱、炙甘草三钱、天花粉一两），嘱其放胆服之。服四剂后，渴减十分之七，略能进食，再用原方增服三剂，渴止而食亦复原。

其父稍知药性，询问消渴引饮之症，竟用姜、附、参、术反奏效甚捷，其理安在？乞详示之。余曰："令爱之病，乃因脾不能为胃行其津液，肺不能通调水道所致。斯病斯药，故投之立效也。"

（二）

湘潭市贵阳马路杨某，年六十，患消渴引饮，小便特多，呻吟床第，将近半载矣，每日仅食糜粥半碗，前后易医十余人，均以热症治之，计服石膏五、六斤之多，间有用地黄、附、桂者，因见一剂未效，旋仍服原方。

邀余诊治，探其脉象细数，见便桶内，有白浊如猪膏叠积，余进以附桂八味丸加乌梅（熟地一两、山药八钱、山茱萸三钱、泽泻三钱、丹皮三钱、茯苓五钱、附片八钱、肉桂二钱、乌梅五个）嘱其守服七剂。

当时举室皆疑骇，幸其弟笃信余，力主之。果服七剂后，消渴、小便均减去十分之三，继以原方再服十余剂，诸症渐安，惟消渴未尽止，不甚思食。

后以乌梅丸加花粉以收全功。迄今年已七十，康复无恙。

热泻汤

孙某之女孩，年龄岁余，于一九五八年夏季猝得腹泻如注，发热口渴。经中西医治疗无效，病势日增，即转送我院。其时，孙某认为必无生机，只尽人事而已。

入院时，渴泻无度，面若涂朱，余以葛根黄连黄芩汤加准山药、扁豆（葛根五钱、黄连二钱、黄芩二钱、淮山药八钱、生扁豆四钱、甘草二钱）先服两剂，仿喻嘉言以"扶脾敛肝为治，用四君子汤加枣皮、白芍、木瓜、赤石脂、禹余粮、五味子、升麻（人参钱半、野白术三钱、茯苓四钱、白芍三钱、山茱萸三钱、升麻钱半、赤石指八钱、禹余粮八钱、木瓜四钱、五味子二钱、炙甘草钱半），服一剂泄泻顿止，惟心烦懊憹，反复颠倒。"

后改用栀豉汤加参丁服之（栀子七枚、豆豉两合、参丁片钱半）外用鲜黄泥和黄荆叶共抖涔（80），将小儿衣裳脱下，身卧地上，以黄泥敷胸腹上下，良久热遂降低，计一昼夜换敷五次。翌晨略见干呕，仍以原方加生姜二钱，再服二帖，渐见好转，住院十余日而归。

懊憹

朱某之岳母，年逾花甲，患心中烦扰，而日中尤甚，频觅阴静处居之，下午稍安，反复颠倒，自夏入秋，治而不效。

邀余诊之，处方栀子甘草豉汤（栀子七枚、豆豉二合、甘草二钱），此陈修园谓上焦之君火不能下交于肾，下焦之肾水不能上交于心，以栀子色赤，象心，性寒，导火热之下行；豆形象肾，色黑入肾，轻浮引水液之上升；计草以补中，令阴阳和、水火济而烦热恼闷等证均解矣。服四剂果效。

继以黄连阿胶汤（黄连三钱、黄芩二钱、白芍四钱、阿胶四钱、鸡子黄二枚）数帖，育阴清热调理而安。

阳虚（伤食）

邓某，湘乡人，离我家有三十余里之遥，夜半以舆迎诊，谓其子腹痛、腹泻，日夜无度，食不入口已两星期。近地诸医尽皆束手，有奄奄待毙之势，请予星夜临诊，及至其家，见其大小潸然，均以此子不可救药。

余诊其脉六部沉细而数，但按之有力，冷汗淋漓如雨，四肢逆冷如冰，声音低小，腹痛剧烈，按之更甚，泻后痛减。溯其病之由来，因元宵日食粉团后，遂尔痛泻交加。余沉思良久，非导滞推荡不可，而其脉之沉细、四肢逆冷、汗出如雨，非补中扶阳，莫能奏效。

余以见证论治，拟用附子理中汤合大承气汤治之（人参二钱，野白术五钱、干姜三钱、附片六钱、大黄五钱、厚朴三钱、枳实二钱、芒硝三钱、炙甘草三钱），晨饭后服完一帖，大便速泻两次，于是痛遂减少，汗亦旋止，用附子理中汤加香砂少许，诸症霍然。

食伤呕吐

湘乡邓某，男性，年龄二十岁，小学教员。因食过饱，停滞胃中，遂患呕吐不止，偃卧床笫甫将半月，粒米不入口者十日，脉象滑数，舌苔滑黄，口中秽气甚重，微渴，治经多医诸不获效。

余沉思良久，呕吐不止者乃胃中痰火上逆使然也，宜以降阳和阴兼清痰火为治，遂用半夏泻心汤加赭石、竹茹，而半夏用至一两之重（人参二钱、半夏一两、黄芩三钱、干姜三钱、黄连二钱、大枣四枚代赭石八钱、竹茹三钱、炙甘草二钱），一剂知，二剂已。

后用橘皮竹茹汤三剂，饮食完全恢复原状矣。

温邪胶固

湘潭市窑湾赵某，女性，年三十余，因行经后，复感寒邪，遂患身痛、发热、彻夜不寐，每至下午，手足如灼，胸胁锥痛，状类痹症，经治月余，病益严重，延余诊视。

切其脉象沉数，余因思吴又可所谓客邪胶固于血脉，主客交浑，故不易解，遂投以三甲散加柴胡［醋炙鳖甲四钱、醋炙龟甲四钱、穿山甲醋炒一钱、蝉蜕钱半、僵蚕三钱、煅牡蛎四钱、蜜（81页）虫三个、白芍酒炒三钱、当归三钱、甘草钱半、柴胡三钱]，数剂后，其热渐减，后以滋阴养血，少佐祛邪之品，调理半月而愈。

马脾风

刘小孩，男性，年两岁，住湘潭市下摄司。突患胸高气急，痰鸣声嘎，咳嗽烦渴，肺胀鼻张，脉搏洴数，舌苔黄滑，病势濒危。

一日清晨，其父抱来我院就诊，余察其痰火上逆，郁结于胸膜之间，非急用峻下之剂，则鲜克有济，遂用牛黄夺命散治之（白牵牛半炒半生一钱，黑牵牛半炒半生一钱、大黄煨一钱、槟榔一钱，共研细末，每服一钱，蜜糖调服），俾肺胃郁遏之火，水饮凝滞之痰，咸得下趋，自可向愈。果投一匕，则痰泽气平，风恬浪静，继用大陷胸丸，变丸为汤剂，服二帖，诸症悉除。接服小陷胸汤合四逆散三剂，逾旬而安。

黄疸

（一）

姜畲陈某，猝患面目发黄，倦怠嗜卧，胸满腹胀，口渴溺赤，四肢酸痛，下午发热，食欲不振，叠经中西医治疗未愈。

延余诊治。切其脉象浮数，舌苔淡白，拟用甘露消毒丹（滑石八钱、茵陈八钱、黄芩三钱、石菖蒲二钱、川贝母三钱，木通三钱、藿香三钱、射干三钱、连翘三钱、白豆蔻三钱、薄荷二钱）服四剂后，诸症渐退，用胃苓汤加西茵陈数剂，甫十日而痊愈矣。

（二）

下摄司刘某，年四十余，系农民，患黄疸腹胀数月，群医杂治无效，余拟用绛矾丸（绛矾六两、厚朴三两、白术炒焦三两、茯苓三两、枳壳炒焦二两、茅术炒焦二两、广皮二两，共研细末，米汤泛丸，梧桐子大，每服二三十九热汤送下）加西茵陈服之效果，守服半月，竟得康复。

浮肿气逆

湘潭市何某，素患痰饮，复感寒邪，遂尔咳嗽气喘，脚肿如脱，倚息不得卧者十余日，服小青龙汤及真武加姜、辛、味治之不效，旋请四医会诊，拟济生肾气丸亦无效，佥以为不起矣。

一日，其侄邀余决逝期之迟早。余窥其容颜，尚有生机，治之得法，犹可永年。余思此病，系水饮挟冲气上逆，与桂苓五味甘草汤加赭石、苏子（茯苓八钱、桂枝四钱、五味三钱、炙甘草三钱、代赭石八钱、家苏子三钱）四剂后，竟得安卧，肿亦渐消。

后以苓桂术甘汤加五味子，以收全功。逾三载，以他疾终。

牙痛

杨某，男性，五十六岁，住湘乡锦屏寺。素患牙痛，一月数发，迁延年余，屡治不效，甚以为苦。于一九五九年三月来我院门诊。

余为疏方：熟地一两、知母三钱，生石膏一两、麦冬四钱、准牛膝五钱、骨碎补五钱、刺蒺藜三钱，连服四剂，病即霍然。逾数月渠来信云："连年疾苦，一方解除，诚可靠之良方也，希广传之。"

余用此方治愈牙痛甚多。按此方系张景岳之玉女煎，本为治水亏火盛牙痛之方，加骨碎补以补肾，加蒺藜以散风，故其效更捷也。"

风水咳嗽

病者王某，女性，五十余岁，湘乡人。患咳嗽、气逆、吐痰，经本地医师主以参苏饮及杏苏散之类无效，因此来潭寄居女家，旋来我院就诊，脉之六部浮缓、舌苔白滑，呼吸时喉间略作水鸡声。辨证察脉，知属风水相搏之咳嗽也。乃因风寒由皮毛而侵及肺部，经云："肺主皮毛，皮毛者肺之合也。"

兹风寒既不外解，而水邪又不下渗，壅塞上焦，阻碍呼吸，故咳嗽气喘，仿黄衮甫治吴右风咳嗽案，方用杏仁三钱、干姜三钱、细辛一钱、五味一钱、云苓四钱、法半夏四钱、白果肉十粒、紫菀三钱、款冬花三钱、炙甘草二钱。

盖干姜、细辛、法半夏、云苓散寒邪而蠲痰饮，杏仁、白果肉、五味、紫菀、款冬花降肺气而治嗽逆，服四帖而咳嗽愈。余用此方治风寒外搏、水饮上冲之孩嗽辄效，故录之以供同道参考。

阴虚咳嗽

刘某，年六十余，住湘潭市杨梅洲，患咳嗽气喘痰涌，日夜不能安卧已逾半月，每逢冬季更甚。一日肩舆就诊，阅前医所处之方，咸用苏子降气，小青龙及温肺饮之类。据云经常服之无效，疏六君子及真武汤加姜、细、味亦不应。

余思以脉之虚弱，形容晄（84）白而瘦，乃系阴虚水泛为痰，由于冲气上逆所致，遂以金水六君煎加姜、细、味予之（熟地八钱、当归五钱、茯苓五钱、法半夏四钱、广皮二钱、北姜二钱、北味钱半、北辛一钱、炙甘草二钱）。

盖归、地滋阴以降冲气，二陈能蠲痰饮，加姜、细、味祛寒饮以降肺气，服数帖后，竟获渐愈。自后旧病辄发，非用此方不能奏效。乃知有是病，必用是药，陈修园所著新方砭，未免诋之过甚。

阴虚伤寒

罗左氏，年六十，住湘潭市窑湾。素禀阴脏衰弱，体气羸瘦，因衣衣失慎，忽患伤寒、头痛、身痛发热恶寒，口喜热饮、大便微溏，小便正常，食欲不进，十余日卧床难起。前医用透表发汗药，移无汗出。

伊女旋来我院悬切求治，以为病无生机。探其脉象虚细、舌胎边白，中呈干红。余思以其阴亏津涸，汗从何生？今欲强发其汗，是向乞丐而逼其焦锅粑也。

经云："汗为血之液。"当增液濡血，以张景岳大温中饮加减治之（熟地八钱、人参二钱、当归四钱、野白术五钱、柴胡三钱、干姜三钱、麻黄二钱、肉桂二钱、炙甘草二钱、生姜三片、大枣三枚），服三帖后，舌润汗出，诸症减退，从比化险为夷矣。

张锡纯谓熟地能治伤塞，正谓此也。

风癫

邓某，男性，年四十岁。其弟代诉初患感冒，因治不得当，缠延浃旬，变症叠出，延余诊治。症见语言无伦，詈骂不别亲疏，口唾白沫，时刻不断，脉象浮缓，舌苔滑润，余进以侯氏黑散（菊花八钱、防风三钱、白术三钱、桔梗三钱、人参二钱、茯苓三钱、当归三钱、川芎钱半、干姜二钱、桂枝二钱、细辛一钱、牡蛎三钱、矾石二钱、黄芩二钱，上药共研细末，酒服三钱，日一服，初服二十日，温酒调服。禁一切鱼肉大蒜，以后四十日宜冷服，共服六十日止），时亲戚满座，谓斯病热剧，不堪服此热药，邀求易方。余强与服之，一剂后，白沫稍减，明日更进一剂，詈骂亦渐止。

继以六神汤（茯苓五钱、半夏四钱、陈皮二钱、复花四钱、胆南星四钱、石菖蒲二钱），四剂而安。可见认症既确，立意须坚，斯时倘轻信旁言，改而不用，则病必不愈矣。

因惊卒哑

言某，女性，二十四岁，湘潭专区工程公司职工。因公乘火车赴株洲，甫下车，见有人被火车压死，身首异地，当时昏仆地上，遂不能言。经中、西医治疗半月无效。

其经理倪某，笃信余，召余诊视。诊其脉搏沉细，神识清醒，口不能言，向人双泪垂下。余思河间之地黄饮子能治舌暗不能言之症，遂用此方合磁朱丸（熟地黄八钱、巴戟四钱、山茱萸四钱、肉苁蓉四钱、附片五钱、肉桂钱半、石斛三钱、茯苓四钱、石菖蒲二钱、远志二钱、麦冬三钱、五味钱半、薄荷钱半、磁朱丸五钱吞服、生姜三钱、大枣四枚），嘱其守服七剂，至五剂后逐能开声。

继用归脾汤（人参二钱、黄芪五钱、白术五钱、当归四钱、茯苓四钱、远志二钱、酸枣仁四钱、广木香一钱、炙甘草二钱、桂圆三钱、生姜三钱、大枣四枚）及仁熟散（熟地黄八钱、人参二钱、柏子仁八钱、枸杞三钱、桂心三钱、枳壳二钱、山茱萸二钱、五味二钱、茯苓五钱、菊花四钱），仍吞磁朱丸，再服十余剂，遂语言如常。然闻大声或工作过度，稍有头晕而已。

失眠盗汗

成某，教员，年四十余，湘乡人。因案牍积劳，心衰脾困，造成通宵不寐者半年有余，寐则汗出。医药遍试不瘥，羸瘦至极，自分不可为也。

就余诊之，脉犹有神，知其胃气尚存，慰以无虑，此阳气不得入于阴则阴气虚，故目不瞑而汗出也。乃用二加龙骨汤加枣仁、浮小麦（生龙骨四钱、牡蛎四钱、白薇三钱、附片二钱、白芍四钱、甘草钱半、枣仁八钱、浮小麦四钱、生姜三片、大枣三枚），四剂后遂能安卧二小时，汗亦渐止。益服四剂，二证已愈十分之七。

后用归脾汤去黄芪加熟地、白芍、龙牡十余剂而瘥。

遗精

一壮年某，患遗精数月后，肌肉大脱，医者以滋阴涩精之药计百余剂，如石投水。

余思此阳浮于上，阴孤于下，故滋阴涩精所能治。为疏仲景桂枝龙骨牡蛎汤调和阴阳，再加山茱萸、金樱子助龙牡收摄精气（桂枝四钱、白芍四钱、生龙骨六钱、生牡蛎六钱、炙甘草三钱、山茱萸五钱、金樱子五钱、生姜三钱、大枣四枚），三剂即效，益服十余剂，匝月而瘳。

癃闭

（一）

张某，湘乡人，忽患小便不通，大腹胀急，医以五苓散治之无效。

延余诊视，余沉思良久，肺为水之上源，开阖不利，水蓄中下二焦，仍以五苓散加麻黄、杏仁（茯苓五钱、白术四钱、泽泻六钱、猪苓三钱、桂枝三钱、麻黄三钱、杏仁三钱），研为细末泡服，恐再饮汤，药必不能下，而反增其水。服三剂而通利矣。

（二）

湘乡陈某，初患淋症，则小便点滴不通，探其脉象，左手沉缓，余拟用括蒌瞿麦散加车前、牛膝（花粉五钱、山药八钱、茯苓五钱、瞿麦三钱、附片五钱、车前三钱、牛膝三钱），服三剂后，小便涌出如泉矣。

淋病

姜畲李某之爱人，年三十余，患小便频数，排尿不快，小水混浊，间下小量血液，溺时刺痛，且云：已患过几次，遇劳即发，此次持续数月不瘳。

接览前医所拟之方，多系八正散及五淋汤之类，前后已服数十帖，效果不着，脉象虚数，舌苔微黄。余疏以清心莲子饮加萆薢（黄芪五钱、玉竹八钱、茯苓五钱、柴胡三钱、黄芩二钱、麦冬四钱、车前仁三钱、地骨皮四钱、石莲子五钱、甘草二钱、萆薢五钱）。

方内参、芪、甘草补阳虚而泻火，助气化而达膀胱，地骨皮退肝肾之虚热，黄芩、柴胡散肝胆之火，麦冬、石莲清热于上焦，茯苓、车前利湿于下部，加萆薢固下焦而除混浊也。服五帖，小便逐渐满利，次数减少，溺时疼满亦渐除。

复诊嘱其仍守原方继服数帖，症状基本消失。忆同样患此病者辄用此方治愈甚众。方虽平凡，而行之有效矣。

经行不断

张某之妻，每经水行时，量多色淡，淋漓不断，即断数日复来。

延余诊视。余仿用张寿甫之安冲汤加棕灰、发灰（白术六钱、黄芪八钱、生龙骨六钱、生牡蛎六钱、生地五钱、白芍四钱、海螵蛸四钱、茜草二钱、续断四钱、棕灰三钱、发灰四钱），四剂后即渐少。

继仿唐容川之加减黄土汤数剂而愈。

自后治妇人患此病者如法用之，取效甚众，每治妇人血崩极验。

白带

（一）

刘某，女性，素患白带，数年不愈，易医多人，皆不奏效。

余询其症，睡寐时，口舌少津，脉虚数。用傅青主法，以六味地黄汤加白果肉、苡仁、红枣（熟地八钱、山药八钱、山茱萸四钱、丹皮三钱、泽泻三钱、茯苓五钱、苡仁五钱、白果肉十拉、红枣十枚），数剂后，竟除根矣。

（二）

赵某之妻，年逾二十，患白带特甚，间时以赤白杂下，经多手治疗无效。而其夫亦系医业，一日邀余诊之。

诊其脉虚缓，用张锡纯之清带汤加枣皮治之（淮山药一两、生龙骨六钱、生牡蛎六钱、海螵蛸四钱、茜草三钱、山茱萸四钱），十余剂，赤白悉除矣。

惊痫

湘潭市张姓小孩，年仅岁余，患痫症。一惊辄发，发则两目上窜，昏迷痴呆，甚则手足瘈疭，一月数发，经数医治疗无效。

余拟用独活汤合吞磁朱丸（独活二钱、羌活二钱、防风三钱、细辛一钱、桂枝二钱、白薇三钱、当归三钱、川芎钱半、牛夏三钱、茯苓四钱、人参钱半、远志二钱、钩耳三钱、石菖蒲一钱、炙甘草二钱、生姜三钱、大枣三个、磁朱丸四钱吞服），服五剂后痫发渐稀。

继用六神汤加全蝎、天麻数剂，迄今未曾复发。其父母甚感之。如此同类症状，用此法治之愈者甚众。